世界卫生组织技术报告丛书
992

世界卫生组织药品标准专家委员会

第49次技术报告

世界卫生组织　编

金少鸿　宁保明　刘　阳　主译

报告汇集了国际专家组的观点
并不代表世界卫生组织的决定和主张的政策

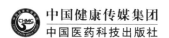
中国健康传媒集团
中国医药科技出版社

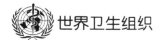
世界卫生组织

图书在版编目（CIP）数据

世界卫生组织药品标准专家委员会第 49 次技术报告 /金少鸿，宁保明，刘阳译 . —北京：中国医药科技出版社，2022.7
（世界卫生组织技术报告丛书）
ISBN 978 - 7 - 5214 - 3156 - 8

Ⅰ.①世… Ⅱ.①金… ②宁… ③刘… Ⅲ.①世界卫生组织 – 药品管理 – 质量管理 – 技术报告 Ⅳ.①R954

中国版本图书馆 CIP 数据核字（2022）第 069222 号

美术编辑 陈君杞
版式设计 友全图文

出版　**中国健康传媒集团**｜中国医药科技出版社
地址　北京市海淀区文慧园北路甲 22 号
邮编　100082
电话　发行：010 - 62227427　邮购：010 - 62236938
网址　www. cmstp. com
规格　710×1000mm $^1/_{16}$
印张　12
字数　194 千字
版次　2022 年 7 月第 1 版
印次　2022 年 7 月第 1 次印刷
印刷　三河市万龙印装有限公司
经销　全国各地新华书店
书号　ISBN 978 - 7 - 5214 - 3156 - 8
定价　65.00 元
版权所有　盗版必究
举报电话：010 - 62228771
本社图书如存在印装质量问题请与本社联系调换

获取新书信息、投稿、为图书纠错，请扫码联系我们。

主译 金少鸿　宁保明　刘　阳

译者　（以姓氏笔画为序）

王　琰	王　宇	王　洋	王　晨
王立新	王亚琼	王知坚	王铁杰
冯艳春	邢以文	吕昭云	朱培曦
刘凯双	闫　研	江　坤	许明哲
阮　昊	孙　逍	孙小溪	李　军
李　进	李　婕	李　煜	吴珊珊
余振喜	闵春艳	张　立	张　娜
张　夏	张才煜	张斗胜	陈　沫
陈　航	陈　悦	陈安东	邵　鹏
季　雪	金一宝	周　颖	周建良
郑金琪	赵亚萍	胡　帆	胡　敏
姜　红	洪利娅	姚　静	姚尚辰
袁　松	袁　媛	耿　颖	顾　倩
钱建钦	倪维芳	殷　果	郭宁子
郭江红	黄巧巧	黄逸文	庾莉菊
彭　涛	程巧鸳	鲁　辉	强淑萍
楼永军	蔡丹宁	熊　靖	

序

　　1948 年第一次世界卫生大会批准建立了统一药典的专家委员会
（Expert Committee on the Unification of Pharmacopoeias），1951 年更名
为国际药典专家委员会（Expert Committee on the International Pharma-
copoeia），1959 年再次更名为药品标准专家委员会（Expert Commit-
tee on Specifications for Pharmaceutical Preparations），该委员会最初的
作用是起草和编纂《国际药典》。随着世界卫生组织（WHO）在全
球疾病控制和预防方面的协调能力和影响力的不断增强，尤其是在
艾滋病、SARS、禽流感、结核病、疟疾等严重威胁人类健康和安全
的全球性疾病方面，更是发挥了不可替代的作用。作为成立最早的
委员会之一，药品标准专家委员会的工作范围也不断扩大，涉及药
品生产质量管理规范（GMP）、药品管理方面的法规性指导文件、假
药和劣药的处理。另外，该专家委员会还制定了药品检验实验室质
量管理规范（WHOGPCL）等大量的有关质量控制和质量保证体系
方面的专门指导原则。

　　本人于 1996 年当选为 WHO 药品标准专家委员会委员，参加了
2001～2017 年历次专家委员会会议，从 2003 年起 WHO 药品标准专家
委员会每年举行一次会议并出版相应的技术报告。从 2003 年起，我们
分别翻译出版了第 36 次、第 39～46 次等 9 部 WHO 药品标准专家委员
会技术报告。

　　2010 年 6 月 21～24 日，由世界卫生组织和国际药学联合会
（FIP）联合主办，原中国药品生物制品检定所（NICPBP）（现中国食
品药品检查研究院）承办的儿童用药研发培训班在京举行。参加培训
的 50 名代表分别来自于中国、印度尼西亚、泰国、韩国、越南、中国
香港等 6 个国家和地区的药品监管部门、制药厂商和临床研究机构。
WHO 的技术报告作为培训的教材之一，受到与会代表的肯定。

　　2015 年，药品标准专家委员会成立 50 周年，集结成册的 WHO
药品标准专家委员会技术报告受到 WHO 的高度评价。

　　感谢 WHO 授权翻译出版本技术报告的中文版。

　　感谢中国食品药品检定研究院李波院长、张志军副院长及化药
所张庆生所长、许明哲研究员等对技术报告翻译工作的大力支持。

　　衷心感谢给予支持和帮助的有关药品检验部门的领导和同行们。

　　本报告供国内药品研发、质量控制和质量保证、药品检验、药
品注册和监督人员参考。

金少鸿

2019 年 3 月

目录

1 背景介绍

2014 年 10 月 13～17 日，WHO 药品标准专家委员会成员（以下简称专家委员会）齐聚日内瓦。WHO 基本药物与健康产品司（EMP）司长 C. de Joncheere 先生代表 WHO 总干事对各位代表出席本次会议表示欢迎。

C. de Joncheere 先生向在 WHO 药品标准制订领域作出重要贡献的各位专家和顾问表示感谢。他指出本周 WHO 生物制品标准化专家委员会也将召开会议，届时两个专家委员会的主席和联合主席将向 WHO 总干事做简要的汇报。此外，WHO 还将举办一个关于国际非专利药品名称（INN）的磋商会。WHO 深度参与的其他会议还包括第四届世界药典大会和国际药品监管会议（ICDRA）。C. de Joncheere 先生指出这些会议也是 WHO 的重要工作组成部分。

C. de Joncheere 先生说，去年已经完成了 EMP 的重组工作，重组后的 EMP 将使 WHO 能更好地应对今后面临的挑战。2014 年召开的世界卫生大会通过了关于基本药物、疫苗、药品、监管活动以及假/冒/伪/劣产品等方面的大量决议——这些决议与 EMP 直接相关。传统药物和抗生素耐药性方面的其他世界卫生大会决议也直接影响着 EMP 的工作。

与会者凭个人专业能力以专家身份参加本次会议。

会议选举 G. N. Mahlangu 女士为主席，S. A. Bawazir 教授为联合主席，L. Stoppa 博士和 A. J. van Zyl 博士为报告起草人。Mahlangu 女士随后主持会议。

开放式研讨会

会议主席欢迎专家委员会成员、技术顾问和观察员出席专家委员会的开放式研讨会。该研讨会应有关外交使团请求召开，但并无外交使团的代表与会。

专家委员会的秘书介绍了委员会的组成以及 WHO 专家委员会的工作体系。专家委员会是总干事的最高顾问团并依据本会章程建立。邀请代表参加专家委员会会议的事宜由一系列专门的规程管理。世界卫生组织药品标准专家委员会是 WHO 最早成立的专家委员会之一，该专家委员会早在 WHO 建立的时候就成立了。目前，该专家委员会已经制定了 75 个关于药品开发、生产、检查、分销、质量控制（QC）和药品监管的 WHO 指导原则及规范，还提供了药品生产质量管理规范、GMP 检查、实验室规范和技术转移方面的 50 项培训模块。

专家委员会通过的指导原则作为会议报告的附录以 WHO 技术报告丛书的形式出版。专家委员会通过的质量标准则收录在《国际药典》中。

2 一般政策

2.1 国际合作

2.1.1 与国际组织和机构的合作

全球抗击艾滋病、结核病和疟疾基金会

专家委员会概述了全球抗击艾滋病、结核病和疟疾基金会（以下简称全球基金会）的活动和责任：是以抗击三种疾病为目标的国际资助机构，其资助金额占抗结核病药物费用的 82%，抗疟疾药物费用的 50%，抗艾滋病毒药物费用的 21%。2014 年到 2016 年期间，全球基金会将提供约 140 亿美元，其中约 63 亿美元将用于购买药品及健康产品。

全球基金会重点关注疾病负担最重和支付能力最低的国家。财务制度的改革使基金能更加灵活地满足各国的需求。实施三年拨款，确保该项目资助成功的一个重要元素就是采购最高质量的产品。全球基金会是捐赠机构，而采购是受援国政府、联合国机构或非政府组织的责任。根据该基金会的原则，仅为有质量保证的相关产品的采购提供资助。所有产品必须由联合国认证团队或严格监管机构确认，且必须用于受援国。产品的质量监督应贯穿整个供应链。

由 WHO 组织的专家评审小组（ERP）成立于 2010 年，审查产品的文件并评估风险和收益。对于没有通过认证团队（PQT）或者严格监管机构审评的药物产品，ERP 允许有不超过 12 个月的整改期限。

全球基金会指出，基于专家委员会系统，WHO 为基金会提供了非常关键、重要的标准技术指导。

专家委员会报告指出，感谢全球基金会对质量保证政策的坚定承诺与合作，特别是在药品质量保证和 PQT 方面与 WHO 的密

切合作。

国际药品监管会议（ICDRA）

自 1980 年以来，ICDRA 会议每两年举行一次，邀请监管部门交流药品监管方面的信息，促进合作应对共同面临的挑战。WHO 作为 ICDRA 的秘书处独立运行。最近一次的 ICDRA 会议于 2014 年 8 月在巴西里约热内卢举行，该会议由巴西卫生管理机构（ANVISA）主办。

两年一届的 ICDRA 会议专门面向管理机构，还包括一个向其他有关部门开放的为期两天的"预备会"。2014 年预备会的重点是生物类似药，而主要会议涵盖了监管者共同关心的议题。里约会议强调指出：有效的监管体系是巩固卫生系统的必须组成部分，并呼吁各国协调监管政策，为已经在其他国家经过严格审评的药品提供快速审评途径，分享在紧急时期为药品注册提供特殊通道的经验。对于埃博拉病毒疫情，管理机构建议各国建立应急管理机制。

专家委员会关注了该报告。

人用药品注册技术要求国际协调会（ICH）

ICH 全球协作工作组共同主席在发言中指出，Q3D 专家工作组关于元素杂质的指导原则预计在 2014 年底达到第四阶段。最终文本将在 ICH 网站公布。

Q7 实施工作组持续致力于起草关于 Q7 的指导原则：活性药物成分的药品生产质量管理规范指导的技术问答文件。2012 年 10 月实施工作组得到了 ICH 指导委员会的认可。自 2000 年定稿，ICH Q7 指导原则实施以来针对有关章节的解释还具有不确定性。关于活性药物成分（APIs）的 GMP 技术问题，也是 ICH 新指导原则的内容之一，为了在 GMP 检查期间能够协调一致，消除小分子和生物活性药物成分 GMP 检查时面临的歧义和不确定性问题，将在问答文件中予以解释。

指导委员会还批准了关于药品全生命周期管理项目概念文件的起草工作，并同意建立工作小组。目的是在药品全生命周期中以更可预见、更有效的指南框架方式，进行批准后的化学、生产和质量控制的变更管理。ICH 的新指导原则旨在补充现有的 ICHQ8 - Q11 指导原则，促进创新和持续改进，通过前瞻性的供应链调整计划，加强质量保证和产品供应的可靠性。该指导原则有助于管理机构更好地理解制药公司的药品质量体系是如何进行批准后化学、生产和质控（CMC）方面的变更管理的。

专家委员会关注了该报告。

药典协调组织（PDG）

PDG 由《欧洲药典》《日本药典》和《美国药典》组成，世界卫生组织是观察员。2014 年 6 月 25～26 日，在美国马里兰州洛克维尔市召开会议。PDG 通常一年召开两次会议并且每月举行电话会议，旨在推进药典标准的协调。到目前为止，工作计划中的 36 个通则和 62 个辅料标准中，分别已完成了 29 个通则和 46 个辅料标准的协调。在最近的会议上，批准了"热分析"新的通则，并批准修订了"聚丙烯酰胺凝胶电泳"通则。后者反映了最新的进展和当前的实践，并且允许更灵活的使用预制凝胶。此外，批准了新各论"一水合/无水葡萄糖"。

根据预期批准的 ICH Q3D 元素杂质指导原则，PDG 成员同意以《美国药典》作为协调机构协调元素杂质方法的通则。PDG 成员国还同意以《日本药典》为协调机构，将动态光散射通则列入工作计划。

PDG 下一次会议由《欧洲药典》主持，于 2014 年 11 月 12～13 日在法国斯特拉斯堡举行。

专家委员会关注了该报告。

世界卫生组织关于假/冒/伪/劣（SSFFC）药品的成员国机制

世界卫生大会第 65.19 号决议建立了世界卫生组织成员国关于 SSFFC 药品的处置机制。由于缺乏资金，一直未能开展工作计划中的相关活动。然而工作计划中的合作、监督与监测领域已取得效果。已成立了两个工作组——一个提出处理 SSFFC 产品的建议、另一个确定哪些问题超出成员国机制管辖。2014 年 9 月 24 日召开了机制指导委员会会议，于 2014 年 10 月 29～31 日举行第三次机制会议，旨在回顾工作组的成果。会议强调指出，该机制由世界卫生组织成员国领导。

专家委员会关注了该机制的进展。

2.2 重大药品的质量保证

世界卫生组织生物制品标准化专家委员会

世界卫生组织生物制品标准化专家委员会会议在日内瓦举行，同时还举行了药品标准专家委员会会议。会议认为这两个专家委员会均面临同样的重大挑战，即：应对突发公共卫生事件的需要。埃博拉疫情在西非的暴发印证了这一需求。

2014年8月，在宣布埃博拉疫情突发公共卫生事件之后，世界卫生组织发布了应对埃博拉病毒的路线图，并组建了大量具有不同背景、专业知识和经验的跨学科专家团队。召开紧急委员会发布临时建议以减少国际传播的风险。WHO意识到一些产品还处在开发的早期阶段。伦理学家举行会议，一致同意在这种情况下使用上述药物。2014年9月4~5日召开了关于埃博拉病毒潜在疫苗和治疗方法的会议，会议建议应优先考虑使用全血治疗法和康复期血浆，同时进行两个候选疫苗的安全性研究并使用新型治疗产品。安全性和有效性的数据是必要的，但如果发现当前候选疫苗是安全的，则有望在2015年1月获得埃博拉病毒疫苗。

有史以来第一次，联合国建立了突发公共卫生事件的部门。联合国埃博拉应急特派团（UNMEER）的总部位于加纳阿克拉。与UNMEER相比，WHO优先执行新药的开发、测试、许可工作，各种试验疗法正在进行中，同时，WHO与管理机构合作，开展研究并提供数据。在最近ICDRA会议上管理机构强调了各国需要建立应急管理机制，以确保快速并积极开展管理机构间合作，在传统临床试验设计行不通的情况下，推动创新临床试验设计。ICDRA向世界卫生组织的建议是：

■ 迅速提供对潜在疗法和疫苗的科学信息；
■ 建立并领导管理机构网络；
■ 推动创新的临床试验设计用于埃博拉等突发事件，此时传统的临床试验设计可能是不可行的。

因此，在紧急情况下应对管理机构提供明确的指导。

两个有关埃博拉病毒的WHO网络链接〔http：//www.who. int/mediacentre/news/ebola/01 - october - 2014/en/（news and updates）；http：//apps. who. int/iris/bitstream/10665/135591/1/WHO_HIS_ SDS_ 2014.8_ eng. pdf? ua = 1；WHO为使用康复期全血及康复期血浆制定了临时指导原则〕吸引了专家委员会成员的注意。

两个专家委员会共同面临的其他重大议题包括加强国家监管系统建设、支持国家血液安全系统的能力建设、建设应对药品短缺的全球监测系统、加强临床试验评价的透明度、建设更强能力的工作平台、联合评价多国临床试验审批以及用于突发公共卫生事件药品的监管途径的指导原则。

传统药物和辅助药物

会议告知专家委员会成员，在专家委员会的指导下WHO已经建立了11个关于草药的主要技术文件，并在建立新的指导原则方面取得了进展。这些技术文件包括保护药用植物的指导原则、草药中植物来源药用物质的选择与质量控制、草药炮制质量管理规范、有毒药用植物的安全管理以及此类植物的药典标准。

2006年成立的草药国际监管合作协会目前拥有30个成员国，包括欧盟和东南亚国家联盟三个区域。据估计，超过120个世界卫生组织的成员国已制定了草药监管规范，超过70个世界卫生组织的成员国采用药物警戒系统监控草药的用药安全。WHO已经完成了针对传统医药的第二次全球调查，用以评估以往WHO策略对传统医药的影响。在此基础上WHO制定了新的2014～2023年传统医药策略（2013年10月启动），2014年5月，第六十七届世界卫生大会通过了一项涉及传统药物应用的决议。2014～2023年世界卫生组织传统医药战略的三个战略目标：为实现积极管理，以适当的国家政策构建知识库；通过规范产品、条例和从业人员，加强质量保证的安全性和有效性；将整体服务和自我保健纳入国家卫生系统，提升全民健康水平。

专家委员会关注了该报告。

公开会议结束开始非公开议程

按照WHO的要求，宣读了专家委员会成员和临时顾问的利益声明。

3　质量控制——质量标准和检验方法

3.1　《国际药典》

3.1.1《国际药典》的工作计划

优先制定的新标准

《国际药典》主要收载列入WHO基本药物目录（EML）的基本药物、邀请制造商向认证部门（PQT）提交意向书（EOI）的药物或其他联合国文件推荐使用的治疗特定疾病的药物和（或）纳入治疗方案的药物的质量标准。第四版《国际药典》已经于2014年10月以光盘形式发布，包括主卷以及第一、二、三和第四增补。

为了建立药品标准制定的优先顺序，选择了公开标准尚未公布的药物，最高优先权被分配到了以下几类药物：

■ 孕产妇、新生儿、儿童和青少年保健药品；

■ 抗疟药物；

■ 抗病毒药物包括抗逆转录病毒药物；

■ 抗结核病药物，特别是耐药结核的治疗；

■ 被忽视的热带病药物；

■ 妇女和儿童急救药物。

专家委员会收到列有 23 个上述药品标准的起草计划，委员会通过标准的最终草案后将被《国际药典》收载。（表 1）。

表 1　列入标准起草计划并最终被《国际药典》收载的药物

阿巴卡韦、依法韦伦、拉米夫定片
阿巴卡韦、拉米夫定、奈韦拉平分散片
蒿甲醚、苯芴醇分散片
青蒿琥酯、阿莫地喹片
青蒿琥酯、双喹哌片
青蒿琥酯直肠胶囊
阿扎那韦、利托那韦片
度鲁特韦片
戊酸雌二醇、戊酸雌二醇注射剂
依曲韦林片
富马酸亚铁片（乙炔雌二醇和左炔诺孕酮共同水泡片）
拉米夫定、替诺福韦片
利奈唑胺口服混悬剂
莫西沙星片
庚酸炔诺酮注射剂
炔诺酮片
口服用对氨基水杨酸钙酸颗粒
蛋白质酰胺片
吡嗪酰胺分散片
雷特格韦片

特立齐酮胶囊
特立齐酮片
扎那米韦吸入粉雾剂

专家委员会对制定药品标准优先级别的工作表示赞赏，同时也关注到，由于资源有限，WHO 不能将所有 EML 目录中的药品标准收载到《国际药典》中。WHO 正在与国家和地区药典机构签署合作谅解备忘录，用以交换和分享药品标准信息，使双方都从合作中获益。

专家委员会批准了提出的工作计划。

3.2 包括儿童用药和放射药品的质量标准

3.2.1 孕产妇、新生儿、儿童和青少年用药

地塞米松磷酸钠

对《国际药典》中地塞米松磷酸钠药品标准提出了修订建议。该药品标准是应联合国（UN）妇女和儿童救生用品委员会的要求起草的。2014 年 4 月，药品标准和质量控制实验室（QCL）咨询会议讨论了第一稿，随后发布了修订草案并征求意见。一份综合了进一步修订建议的现行标准草案已呈交专家委员会委员审议。

专家委员会批准了修订后的标准。

地塞米松磷酸钠注射液

鉴于地塞米松磷酸钠药品标准的修订，根据联合国妇女和儿童救生用品委员会的要求，已经起草了地塞米松磷酸钠注射液药品标准的修订文本。2014 年 4 月的咨询会对第一稿进行讨论，之后发表了修订稿并征求意见。一份综合了进一步修订建议的现行标准草案已呈交专家委员会委员审议。

专家委员会批准了修订后的标准。

左炔诺孕酮片

左炔诺孕酮片的标准于 2011 年通过专家委员会会议审定，并随后在《国际药典》网站公布。该标准包含有对映体右旋炔诺孕酮的限度检查项。随后，建立了复方左炔诺孕酮炔雌醇片的标准，并于 2012 年通过专家委员会审定。本文没有采用建议的右

旋炔诺孕酮检查项，这是因为委员会认为应在左炔诺孕酮原料药标准中进行对映异构体的控制。

在编制《国际药典》第四版增补本时，秘书处与专家进一步探讨了左炔诺孕酮片标准中是否增加右旋炔诺孕酮的检查。专家亦建议从本标准中删除对映异构体的检查。因此，收载于第四增补本的左炔诺孕酮片标准未设置对映异构体的检查项。

目前，左炔诺孕酮原料药标准正在修订中，专家委员会被告知，新的提案将包含右旋炔诺孕酮的检查项。

专家委员会已经注意到本报告。

米索前列醇，米索前列醇4%分散片和米索前列醇片

专家委员会已对米索前列醇、米索前列醇4%分散片和米索前列醇片的标准草案进行了审核。专家委员会会议召开前不久草案已完成，尚未征求意见。

专家委员会注意到本标准的修订情况，并建议分散片标准中应该涵盖不同的米索前列醇浓度。

3.2.2 抗病毒药物（包括抗逆转录病毒药物）

硫酸阿扎那韦

硫酸阿扎那韦和阿扎那韦胶囊药品标准草案于2013年10月由 WHO 合作实验室提交，并于2014年4月非正式咨询会讨论前征求意见。经协商后，在提交给专家委员会之前，两个药品标准的修订草案征求并综合了修改意见。

专家委员会采纳了经修订的药品标准。

3.2.3 抗结核药

注射用硫酸卡那霉素

2014年6月收到一个关于注射用硫酸卡那霉素药品标准修订的请求。提出了调整鉴别试验 B，C 和 D 中样品浓度为卡那霉素硫酸酯和硫酸卡那霉素各论中相应检测项的样品浓度。原料药药品标准中指出卡那霉素硫酸酯含量不得过 750 IU/mg（按干燥品计），含硫酸卡那霉素不得过 670 IU/mg（按干燥品计）。专家委员会成员接受了现行药品标准中经过修订的文字部分。

专家委员会采纳了经修订的药品标准并要求各论应考虑进一步修订。

3.2.4 热带病药物

阿苯达唑咀嚼片

2011年专家委员会讨论了阿苯达唑咀嚼片药品标准草案，之后，在2012年会议提交给委员会之前又进行进一步的审查。2012年4月各论的第二次修订开始实施，并在进一步传阅之前在新药、质量控制和实验室标准的非正式咨询会议上进行了讨论。2013年专家委员会进一步讨论了该药品标准并要求增加溶出度试验方法及限度。

2014年4月讨论会上讨论了阿苯达唑咀嚼片药品标准的修订版本，初稿于2014年6月接收并征求意见。根据收到的建议，初稿被适当的修改，并提交给专家委员会进一步讨论。

专家委员会采纳了经修订的药品标准。

盐酸左旋咪唑

2014年4月的会议上讨论了盐酸左旋咪唑药品标准的初稿草案，随后公布了初稿并征求意见。收到的意见和草案提交给专家委员会进一步讨论。

专家委员会采纳了经修订的药品标准。

双羟萘酸噻嘧啶

在2014年初收到双羟萘酸噻嘧啶初稿草案后，修订版在2014年4月讨论会上进行了讨论。对经过协商的草案发出征求意见。收到的意见和草案提交给专家委员会进一步讨论。

专家委员会采纳了经修订的药品标准。委员指出《欧洲药典》双羟萘酸噻嘧啶药品标准已被修订，建议秘书处应明确WHO药品标准是否需要进一步修订。

噻嘧啶咀嚼片

噻嘧啶咀嚼片药品标准的修订（包括溶出度试验）已被提出。草案于2014年初接收并于2014年4月的讨论会上进行讨论。发布草案以征求意见。收到的意见和带修改意见的现行版药品标准提交给专家委员会进一步讨论。

专家委员会采纳了经修订的药品标准。

噻嘧啶片

继2014年初收到回执，噻嘧啶片初稿草案的修订意见在2014年4月的讨论会上进行了讨论。发布草案以征求意见。收到的意见和草案提交给专家委员会进一步讨论。

专家委员会采纳了经修订的药品标准。

3.2.5 其他抗感染药物

氟康唑、氟康唑胶囊、注射用氟康唑

2012 年专家委员会收到的氟康唑、氟康唑胶囊、注射用氟康唑药品标准草案，解释了药品标准的起草过程和进一步修订计划。根据 2013 年 6 月新药、质量控制和实验室标准的非正式咨询会议上的讨论结果，修订版草案公布并征求意见。2013 年 10 月召开的专家委员会会议上采纳了经修订的氟康唑原料药药品标准，但要求进一步修订氟康唑胶囊和氟康唑注射液药品标准。整合 2013 年会议后收到的针对上述两个各论的意见和建议后，2014 年 4 月药品标准和 QCL 规范会议对文本进行了讨论。各论进行第二次修订并于 2014 年 5 月发布征求意见。药品标准草案和意见于 2014 年 10 月递交专家委员会进行讨论。

专家委员会采纳了经修订的药品标准。

3.2.6 麻醉、疼痛和姑息治疗药物

氢溴酸右美沙芬

2013 年 1 月，使用含有左美沙芬的右美沙芬咳嗽糖浆致使巴基斯坦 50 人死亡。2013 年 9 月，巴拉圭发生涉及 11 人的疑似中毒事件。调查显示，药物由含有 9.5% ~ 22.6% 左美沙芬的氢溴酸右美沙芬制成。继上述事件，WHO 发布药物警报（第 126 和 129），并督促所有成员国保证右美沙芬/氢溴酸右美沙芬原料药的质量。

由于上述事件，针对《国际药典》的氢溴酸右美沙芬标准，提出在生产部分增加声明项，要求生产方应进行验证以证明氢溴酸左美沙芬的含量应符合不高于 0.1% 的限度要求（该限度被认为符合毒理学评价标准）。目前正在研究建立控制左美沙芬含量的手性方法，之后应收录于相应的药品标准中。

各论草案于 2014 年 5 月发布并征求意见，同时收集意见。

专家委员会采纳了经修订的各论。

含右美沙芬制剂成品中左美沙芬的限度检查

无论生产含右美沙芬制剂所用的原料药是否符合药典标准，都应检查右美沙芬制剂中左美沙芬的限度以保证 QCLs 的独立性。

最终文本将发表在《国际药典》的"补充说明"部分。

专家委员会成员收到一份关于建立右美沙芬原料和制剂中左美沙芬检测方法的实验室详细报告。

专家委员会关注了所取得的进展。

3.2.7 放射性药物

在 2013 年 10 月专家委员会会议上，国际原子能机构（IAEA）向其成员报告了放射性药物标准的进展及动态。2012 年 11 月和 2013 年 5 月，IAEA 组织了咨询会议讨论《国际药典》各论的更新。同意放射性药物各论应尽快更新，特别是考虑到放射性药物的新发展和新文件。也应努力保证不同药典中放射性药物文本的一致性。

WHO 将各论草案发布并征求意见作为更新过程的一部分，2014 年 2 月 IAEA 与《国际药典》和其他药典合作召开了放射性药物药典标准更新会议。参会者审阅了接收到的建议，并根据工作进展调整了工作计划。对其他 20 多个放射性药物各论草案的修订版进行了讨论，随后将最终文版提交 IAEA 专家和其他组织征求意见。IAEA 专家目前正评估这些意见。

专家委员会关注了报告。

3.3 制剂通则和相关检查法

3.3.1 制剂通则

直肠给药制剂

2007 年 10 月专家委员会第 42 次会议上批准通过了制剂通则。直肠给药时，建议用直肠给药固体、液体、半固体剂型（栓剂、直肠胶囊、直肠溶液剂、乳剂、混悬剂、粉末和片剂）通则代替现行栓剂通则。2014 年 2 月发布各论草案并征求意见，整合意见和建议后的文本在 2014 年 4 月非正式咨询会议上进行了讨论。

专家委员会采纳了直肠给药制剂通则。

《国际药典》收录的注射用给药制剂通则修订版：细菌内毒素限度检查法

2012 年 10 月专家委员会会议通过了注射用制剂通则的修订版。该通则的主要变化是要求所有类似制剂均应符合细菌内毒素检查项（或者已明确热原）要求。因此，应对《国际药典》收载的注射剂品种开展调查和研究，凡是目前无细菌内毒素限度规定的品种，应制定相应的限度。

《国际药典》药品标准的内毒素限度建议见表2。

表2　《国际药典》新增细菌内毒素限度检查的品种

| 蒿甲醚注射液 |
| 蒿乙醚注射液 |
| 硫酸麻黄碱注射液 |
| 马来酸麦角新碱注射液 |
| 美拉肿醇注射液 |
| 硫酸镁注射液 |
| 催产素注射液 |
| 羟乙基磺酸戊双脒注射用粉针剂[a] |
| 泼尼松龙磷酸钠注射液[b] |
| 二盐酸奎宁注射液 |
| 齐多夫定静脉滴注溶液 |

[a] 各论名称改为注射用羟乙基磺酸戊双脒。
[b] 各论名称改为磷酸泼尼松龙注射液。

2013年6月召开的新药、质量控制和实验室标准非正式会议上讨论了上述文本，随后将修订后的文本公布并征求意见。2013年10月专家委员会会议讨论后进行再一次修订。2014年4月的非正式讨论会议讨论了新收到的意见。

专家委员会通过了该文件。

3.3.2　一般政策

药品标准的撤销

专家委员会对《国际药典》不再收载的药品标准是否应该以"未收载药品标准"形式继续收录在补充信息章节进行了讨论。秘书处的建议是：已取消的各论无需更新或修订，且药品标准中涉及的国际化学对照品（ICRS）亦不需监测。不同药典机构对不再收载或替代的各论采取了不同的政策。

专家委员会认为不再收载的药品标准应在网站上继续允许用

户访问，但应置于特别的章节或文档，这样才不会被误认为是现行版药品标准。拟定的标准文本也适用于上述策略。当然，只有现行版的药品标准才应该收录在光盘中。要求秘书处研究未收载药品标准的文档设置，涉及文档的收载时限以及对取消或修订的各论如何归档或提供哪些可用信息等。秘书处与技术人员讨论上述工作的可行性并向委员会汇报。

3.3.3 分析方法

栓剂和直肠用胶囊的崩解试验

2012 年 10 月专家委员会会议通过了《国际药典》增补本脂溶性基质栓剂融变时限（软化时间）测定法。因此提出修改 5.4 部分"栓剂崩解试验"，将脂溶性基质栓剂软化时间测定法替换现行测定法 2。

2014 年 2 月收到来自 WHO 专家的药品标准草案，并在 2014 年 4 月非正式咨询会议讨论前公开征求意见。

专家委员会通过了经修订的药品标准。

片剂和胶囊剂崩解试验

建议在片剂和胶囊剂崩解试验中增加大尺寸片剂的崩解试验。2014 年 2 月收到来自 WHO 专家的药品标准草案，并在 2014 年 4 月非正式咨询会议讨论公开征求意见。拟定的方法参考《欧洲药典》，根据现行版药品标准进行的修订。

专家委员会通过了经修订的药品标准。

3.4 药品标准起草过程的更新

3.4.1 总体情况

《国际药典》中药品标准和其他文本起草及修订程序

《国际药典》中的药品标准为 EML 和 WHO 治疗指导原则中的药品提供质量评价的标准（安全性和有效性）。在此过程中，新通过的各论将在每次会议后上传到 WHO 网站。用户报告反映将药品标准分散在不同地方使用不便。因此，秘书处建议每次专家委员会会议后，应及时发布《国际药典》电子版（CD 光盘和在线版），这将使网站发布工作不再繁杂。专家委员会考虑为这种新方法起草一个程序文件。专家委员会成员欢迎《国际药典》电子版的及时更新，并表示希望药典能在会后尽快更新。

专家委员会采纳了会后每年定期更新《国际药典》的建议，并同意取消以往正式出版前在网站上发布非正式各论的做法。更新后的提议见报告的附录1。

3.4.2 放射性药物

《国际药典》放射性药物部分更新修订机制

按照《国际药典》各论和其他文本的修订程序，提出了建立放射性药物标准更新机制的建议，发布在专家委员会第48次会议报告附录1中。

专家委员会通过了提议。更新后的提议见本次报告的附录2。

4 质量控制——国际标准物质（国际化学对照品和红外对照图谱）

4.1 国际化学对照品的更新

国际化学对照品（ICRS）用于《国际药典》药品标准中的物理和化学测定法，也可作为一级标准物质用于建立官方二级标准物质。ICRS用于鉴别和测定药物及其制剂中活性成分的含量或纯度，也可用于检验方法的确认。国际化学对照品由专家委员会批准。

4.1.1 合作中心报告

专家委员会收到2013年欧洲药品质量管理局（EDQM）的年度报告。该报告介绍了《国际药典》用ICRS的建立、贮存、发放和监测的工作流程。2013年EDQM报告称新建立15个ICRS。

专家委员会讨论了避免使用ICRS以及含量测定中用紫外分光光度法代替ICRS的提议。此外，委员会讨论了其他定量的方法，《国际药典》中的ICRS命名和相应的ICRS标签上偶尔存在不一致现象。目前已经完成了上述两个研究项目。

专家委员会感谢EDQM的报告，接受了必要时用紫外分光光度法进行含量测定的建议。另外，必要时可将该方法用于其他项目的定量。

4.1.2 专门小组报告

自上次专家委员会会议以来，共完成12个ICRS的标化工作。ICRS 小组已经认真审阅了标化报告并同意了上述 ICRS 的报告。向专家委员会提交了 12 个 ICRS 的批准申请。

专家委员会批准了 12 个 ICRS 并表达了对 EDQM 和专门小组成员的感谢。

5 质量控制——国家实验室

5.1 外部质量保证评估方案

外部质量保证评估方案（EQAAS）是评价化学控制实验室质量管理系统的外部评价项目。通过实验室间比对，可判定参与实验室在特定检测或测量方面的能力水平。这种外部评估是内部检测质量保证程序的有益补充。

5.1.1 外部质量保证评估方案第 5 项阶段总结报告

专家委员会收到从 2010 年 1 月至 2013 年 11 月秘书处对 EQAAS 第 5 项的阶段总结报告。WHO 全部 6 个区域的实验室共参加了 7 项研究，尽管各区参加的实验室数量不等。7 项研究如下：

（1）滴定法测定甲硝唑原料药的含量；

（2）盐酸阿莫地喹原料药的微量水分；

（3）复方蒿甲醚苯芴醇片的溶出度；

（4）阿巴卡韦口服溶液的 pH 和每毫升样品的重量；

（5）液相色谱法测定复方青蒿琥酯阿莫地喹片含量；

（6）利福平胶囊溶出度试验；

（7）滴定法测定氯喹口服液含量。

各项研究方向各不相同，但秘书处指出各实验室的能力还有提升空间，尤其是溶出度试验。虽然不同阶段之间的结果没有可比性，但与前期阶段水分含量测定结果相比，检测能力有所提高。液相色谱应用技术也有同样的提高，从第 3 阶段到第 5 阶段的结果满意度有所提高。秘书处建议应通过持续的能力验证项目提升检测实验室的水平。

WHO 文件宣布 EQAAS 第 6 阶段的开始工作已准备好，并在不久的将来启动。未来将使用一个新的资金系统。秘书处正致力于确保来自赞助者的资金用于支付费用困难的国家 QCLs。建议未来针对国家 QCLs 开展的 EQAAS 项目资金继续由全球基金会等

WHO 捐赠项目支持。

专家委员会关注了秘书处的报告及相关进展情况。

5.2 质量控制实验室和微生物实验室培训材料

秘书处报告称 5 个 QC 培训模块已经有"2014 年药品质量保证"光盘或在网站上可供查阅。QCLs 的 3 个新模块：管理和基础设施；材料、设备、仪器和其他设备；工作程序和安全；其中两个模块重点关注药品微生物实验室质量保证。

专家委员会关注了该报告，包括此类新进展。

5.3 WHO 药品质量控制实验室管理规范的实施报告

秘书处口头汇报了关于 WHO 药品质量控制实验室管理规范的实施进展，报告指出由检查员和专家参加的会议为 QC 领域提供了技术支持。其结论是，无需修改现行质量管理规范，而需要进一步完善问答材料并加强培训。唯一需要强调的是数据的完整性，检查员认为数据的完整性是未来新 GXP 指导原则的议题。

专家委员会关注了该报告。

6 质量保证——药品生产质量管理规范

6.1 WHO 生物制品生产质量规范的更新

国家管理机构（NRAs）、生产商和 GMP 专家于 2014 年 7 月召开了咨询会议，对生物制品 GMP 文件第一版草案进行了审议。第二版草案正在起草中，将于 2014 年底和 2015 年 7 月再次在世界卫生组织网站上发布并公开征询意见。如果 2015 年 10 月召开的生物制品标准化专家委员会会议审议通过，将出版生物制品 GMP 文件及附件。

专家委员会关注了该报告。

6.2 WHO 药品生产质量管理规范的更新：验证

6.2.1 关于修改药品生产质量管理规范补充指导原则的建议：验证

附件 7：非无菌生产工艺的验证

PQT 认为有必要修订现行版的 GMP 验证指导原则，并在 2013 年初发布了一份文件草案征求意见。修订的重点涉及 GMP

补充指导原则的附件 7（非无菌生产工艺的验证）：验证。另外，还寻求对附件 3（清洁验证）的修订建议，即是否应根据共线设施中不同药品生产过程的风险识别用健康接触限度进行修订。在 2013 年 10 月的专家委员会会议上，要求秘书处给出处理意见并分发该文件。因此，修订后的工作文件于 2014 年 3 月重新发布，并在 2014 年 4 月的药物质量非正式咨询会议"GXP，检查指南和风险管理"对反馈意见进行了讨论。该文件再次分发，并在提交给专家委员会之前进行了整理和评估。

文件指出，指导原则应允许使用不同方法进行工艺验证。文件所述的原则主要适用于非无菌药物制剂成品，但认为类似的方法可能也适用于原料药（API）和无菌产品。对产品和工艺研究的透彻了解、前期的生产经验和质量风险管理原则是工艺验证的基础，因为指导原则关注药品全生命周期中产品和工艺研发、商业生产工艺验证以及在日常生产中保持质量稳定之间的关联度。指导原则建议采用基于风险的验证方法以及原位（in－line 测试时不需要从工艺流线取样，可以是侵入式或非侵入式检测）、在线（on－line 测试时需要从工艺流线将样品取出，并且可能再次回到工艺流线）和（或）离线（at－line 测试时样品从工艺流线上移除或隔开，在一个密闭的接近工艺流线的地方进行测试）监控方式确保生产过程处于可控状态。

专家委员会审议了对指导原则的修订意见，并通过了修订后的文本（附录 3）。

6.3 检查员关于保存期限研究的一般指南

为了确保原材料、中间产品、散装和制成品在各个生产阶段的质量和稳定性，GMP 要求应设定最大允许的"保存期限"，以便在生产过程中以及产品等待下一个处理步骤期间不会对产品的质量产生不利的影响。2012 年底起草了关于保存期限研究的指南草案，于 2013 年初发布并征求意见，并通过检查员和 PQT 部门的审核。经专家检查员的进一步审核后，公示修订后的文件草案，收集进一步的反馈意见，并在 2013 年 10 月提交给专家委员。专家委员会小组和 PQT 检查员对收到的建议进行了再次审议。2014 年初进行又一轮审核后形成了供 2014 年 4 月召开的药物质量非正式咨询会议讨论的文本：GXP，检查指南和风险管理。2014 年，在形成提交给专家委员会审议的第三次修订稿前，还进行了一轮公示及征求意见的活动。

这些指导原则主要关注在制备固体制剂过程中，设计"保存期限研究"时应关注的问题。许多原则也适用于溶液剂、乳膏剂和软膏剂等其他剂型。指导原则不适用于清洁验证或 API 生产的保存期限。文件指出，保存期限应在产品上市之前确定，并关注工艺、设备、起始物料和包装材料有无重大变更。专家委员会审议了文件和收到的意见，并提出了可供选择的备选文本。

专家委员会通过了整合意见和建议后的指导原则文本（附录 4）。

6.4 检查报告范本的更新

2014 年 4 月 28 日至 30 日国家 GMP 检查员和专家以及 PQT 检查机构在日内瓦举行了关于药品生产 GMP 和风险管理指导方面的非正式咨询会议。与会人员建议修订 GMP 指南：检查报告（WHO 技术报告系列，No. 908，附录 6）和 GMP 证书范本（WHO 技术报告系列，No. 908，附录 5）。会议建议修订范本时参考 PQT－检查员正在使用的检查报告以及检查报告指南的修订版。

PQT 起草的检查报告范本修订大纲提交给专家委员会成员，专家讨论了文本并提供了一些意见。

专家委员会赞同非正式会议的建议，即参考 PQT 目前使用的检查报告文本，起草检查报告范本修订文件并修订与检查报告有关的指南。

6.5 世界卫生组织关于原料药生产质量规范问答文件的更新

自从 ICH Q7（原料药 GMP）指南定稿以来，从全球实施情况看，要求对一些内容的不确定部分进行解释说明的呼声很多。ICH Q7 实施工作小组撰写本问答文件就是针对这些问题的解释。一些问答已收录在世界卫生组织的 GMP 文本的附录中。

ICH Q7 实施工作小组－原料药 GMP，于 2013 年 11 月和 2014 年 5～6 月召开会议，对问答文件进行了修订、审议和讨论。在工作组会议期间，还召开了多次区域会议和电话会议。世界卫生组织作为 ICH 执行工作组的观察员，在 2014 年 4 月的非正式咨询会议期间提出了收集到意见和建议，并通过药品检查合作组织（PIC/S）对文本的修订提供帮助。工作组将问答文件草案拟定后，世界卫生组织秘书处请世界卫生组织的专家以及利益相关方审阅，进而征求这些问答材料是否可以替代附录 2 一般说明，以及与 WHO 原料药 GMP 同时颁布的补充声明和解释（世界卫组织技术报告系列，NO.957，2010，附录2）。

专家委员会通过了这项提议。

6.6 关于数据管理规范新指南的提议

2014年4月，世界卫生组织（WHO）在日内瓦召开了关于药品质量的非正式会议：GXPs、检查和风险管理指南，参会人员包括国家药品检查员、相关领域的专家以及PQT检查部门的职员。

会议建议应该起草一份新的针对数据管理的指导文件。

有关数据管理的缺陷一直在增加。只有保证数据的真实和完整，才能使支持监管的研究质量得到保证。监管系统要求数据的完整性达到一定标准。数据完整性管理失败的原因有两方面：一是由于知识缺乏造成的数据管控体系的缺陷；二是人为对数据的故意隐藏和伪造，或者利用有选择的数据误导监管人员。许多日常检查中发现的缺陷是由于被检查机构未能正确建立可避免数据完整性受到破坏的稳健体系；或者当数据完整性受到影响时，未能对系统进行改进；或者在已经发生数据完整性受到损害的情况下，未彻底开展对根本原因的调查和研究。

委员会讨论了PQT检查部门提交的一份文件，该文件提出了新指南文件的架构、整合了现有的通用原则以及实施案例，委员会通过了该提议。

6.7 培训材料

专家委员会指出，在"2014药物质量保证"的光盘中可找到41（个）GMP-相关培训模块。光盘中有15个关于GMP基础知识的模块，7个验证模块，5个检查程序模块，加热、通风、空调和水系统各4个模块，原料药和无菌产品各3个模块。其中也包括培训视频。

专家委员会对编写上述培训材料表示赞赏。

7 质量保证——新倡议

7.1 世界药典国际会议

2014年4月10日至11日，第三届世界药典国际会议在英国伦敦举行，由药品和健康产品管理局（MHRA）、英国药典委员会和世界卫生组织联合举办。在这次会议上对药典质量管理规范（GPhP）的第三次草案文件进行了详细的讨论，包括超过 300 份来自全球各药典的意见。与会者还讨论了在公众咨询期间收到的关于概念文件的意见。考虑到药典质量管理规范文件的长度，决定建立一个包含技术细节的附录。组建了一个由《巴西药典》《欧洲药典》《印度药典》《日本药典》《美国药典》和世界卫生组织秘书处组成的新的起草小组，世界卫生组织秘书处代表《国际药典》并协助起草技术附录。

第三次世界药典会议后形成了药典质量管理规范第四稿草案，并且通过世界卫生组织秘书处向所有的药典机构征求意见。技术附录的初步版本是根据现有 GPhP 文件起草的。《日本药典》负责附录修订草稿的起草工作，起草小组进行了审议，起草小组提出将更多的技术材料收录进附录的意见，《欧洲药典》对草案进行了进一步的修订。随后将公布第四稿草案并征求意见。

2014 年 11 月 8 日至 10 日，第四次世界药典国际会议在法国斯特拉斯堡举办。由《欧洲药典》和世界卫生组织联合主办。在这次会议上讨论的文件草案第四稿接近定稿，还需要对两个新增章节进行进一步的研究。该文件在 2014 年底向公众征求意见。

会上还商议计划召开两次会议。第五次世界药典国际会议计划在 2015 年 4 月 20 日至 21 日由《美国药典》在美国马里兰州罗克韦尔市举办，第六次会议计划在 2015 年下半年由《中国药典》在中国举办。

专家委员会关注了这份报告。

7.2 药典质量管理规范

专家委员会收到了一份关于起草药典质量管理规范（GPhP）目的和意义的文件。GPhP 指南主要目的是协调制定药典标准的方法和政策，为管理机构控制药物原料、制剂和其他物料的质量提供支持，为药品使用者和采购者提供工具，对药品质量作出独立的判断并维护公众健康。该文件叙述了一系列原则并为国家与区域药典机构提供了指南，使药典标准能够实现更好的设计、建立、维护、发布与分发。

GPhP 的优点包括促进药典间的合作、实现可能的工作共享、标准的统一、接受已颁布的国家与区域药典标准、增加优质药物的可及性。

另外，希望 GPhP 的建立可以促进全球药典的合作，使利益相关方对药典标准的建立和维护有更好的了解，加强国家或区域药典机构与药品管理机构或工业界等利益相关方之间的合作，促进全球标准的统一并减少重复工作。

专家委员会获悉，经过全球药典机构历时两年的起草工作，GPhP 在 2014 年底发布并广泛征求意见。

专家委员会关注了这份报告。

7.3 用于假/冒/伪/劣药品的快检技术

2013 年 10 月，专家委员会成员表示支持建立针对假/冒/伪/劣药品的快检技术指南文件，该指南文件可对假/冒/伪/劣药品（SFFC）问题提供一个全面的回顾，并介绍各类不同的快检技术及其应用。布置了关于虚假的可疑的/假冒标签的/伪造的/仿制的药物快检技术的指导性文件的制定计划，要求描述不同技术的可用性及其实施。快检技术是一种定性和（或）定量检测技术，可为现场疑似样品提供初步的分析数据。

2014 年 10 月，专家委员会收到来自中华人民共和国北京世界卫生组织合作中心的指南文件草案。指南草案包括：介绍 SFFC 产品的现状以及快检技术的简要历史；列出目前可用的快检技术及其每种技术的优缺点；每种快检技术在未来的应用前景。文件中提到的快检技术既可以用于现场检测也可用于实验室检测。快检的结果是初步的，但是可用于识别可疑药物，有助于采用实验室检测等手段进行进一步的确认。

专家委员会一致认为，应将修订后的草案公布并征求意见。

7.4 关于假/冒/伪/劣药品的实验室调查[1]

在 2013 年 10 月第四十八次会议上，专家委员会指出需要标准操作程序进行假/冒/伪/劣药品的筛查，并要求秘书处起草该标准操作程序草案。世界卫生组织药品质量保证合作中心在南非波切夫斯特鲁姆的西北大学进行了一项调查，评估目前药物质量控制实验室进行假/冒/伪/劣药品筛查的规范，并在全面报告的基础上准备在世界卫生组织药物信息上发表一篇文章。专家委员会收到了该文章的复印件，附带药物质量控制实验室进行假/冒/伪/劣药品筛查的指南文件纲要。

大纲提出了几个部分，包括但不限于：

---

[1] 调查报告重点关注 SFFC 药品的检测，不同于不合格产品的常规质量控制。

（1）引言；

（2）范围；

（3）分析样品的来源；

（4）抽样和记录；

（5）风险评估和初步研究；

（6）测试计划，质量标准和测试程序；

（7）报告检测结果及信息的传播；

（8）留样和报告。

该调查报告的作者建议成立一个多学科协作小组起草技术指南，根据药品的性质起草质量控制实验室进行 SFFC 药品筛查及管理的一般程序，起草培训手册并开展面向药物质量控制实验室的培训会议。此外，该报告还认为一个访问受控的互联网门户网站将促进信息的协作和交换。

专家委员会讨论了药物质量控制实验室开展 SFFC 产品筛查的指南文件概要，提出了一些建议并提议继续起草该指南文件。

7.5 FIP—WHO 技术指导原则：缺乏儿童专用药品时健康护理专业人员的考虑要点

受世界卫生组织委托，2011 年世界卫生组织基本药物遴选与使用专家委员会的儿童用药小组考虑起草一个关于临时调配儿童药品的指南文件。专家委员会认为，在某些情况下临时调配儿童用药可能是必要的，但同时也应关注不当制备所带来的风险。WHO 药品标准专家委员会第四十六次、四十七次和四十八次会议上都对修订后的文件进行了审议。

2013 年 10 月，专家委员会第四十八次会议再次审阅了文件草案，建议修改有关文本并认为该文件目前还不具备通过的条件。专家委员会建议增加一些警示性语言，并建议进行进一步磋商和审核。

根据专家委员会的建议，在 2013 年讨论稿的基础上起草了新的草案。为了使文件与"世界卫生组织儿童用药的研发：处方考虑要点"内容一致，对文件的结构进行了调整。将原草稿中的"附件 调配药物的潜在问题"等内容再次加入到文件中。在新的草案文本中也充分吸收了反馈意见。专家委员会还建议增加一个新的 GMP 章节。由于该文件将服务于众多的从业专业人员，建议增加术语表。

专家委员会审议了草案及反馈意见，并决定由世界卫生组织、国际药学联合会（FIP）及其他团体共同举行一个会议，以便进一步讨论对文件的反馈意见。

7.6 市场监督抽样程序

对药物质量调查方案的建议

根据专家委员会在 2011 年第四十六次会议和 2012 年第四十七次会议上提出的建议，秘书处承诺参考多个国家的抽样文件起草抽样程序指南。透明和持续的报告将提供强有力的证据，通过信息干预可有助于提高药品的质量。

在 2013 年 10 月第四十八次会议讨论草案工作文件时，专家委员会亦注意到需要建立针对 SFFC 产品的独立、专门的指南文件。2014 年 6 月，专家组针对"基本药物质量调查方案"的内容提出了建议。随后公布文件征求意见并收集了反馈意见。作为与上市后药品监督与监测相关的两个文件，该文件首先提交给了专家委员会，为药品的调查方案和抽样提供了指导意见。关于 SFFC 药品的专门指南文件正在起草中（见 7.6.1 部分）。

该文件总结了实施质量调查所需的必要步骤，并讨论了市场监督采用的多个具有统计学意义的抽样技术。文件对实施调查的优缺点以及如何实施调查进行了讨论，并给出了适用于不同情况的案例和标准操作程序。

专家委员会关注了该文件的综合性与全面性，要求在保持当前版本的基础上起草一个更实用的指南文件，使该文件成为基于科学理论的参考资料。

7.6.1 假/冒/伪/劣药品的抽样程序

根据 2013 年第四十八次专家委员会的建议，已经起草了针对"药物质量调查方案"（见 7.6）内容的建议工作文件，并公开征求了意见。根据专家委员会建议的第二部分，文件起草人还专门起草了一份针对 SFFC 药品的抽样程序文件。

专家委员会审阅了该文件。鉴于针对 SFFC 药品的抽样程序与"药物质量调查方案"内容有重叠，委员会介绍了药品质量控制实验室（QCLs）进行 SFFC 检测的指南文件格式（见 7.4 部分），并要求秘书处统筹考虑将三个文件合并或联合起草。

8 质量保证——药品的分销与贸易

8.1 WHO 关于药品国际商业贸易的质量认证计划

世界卫生组织的药物制剂成品的认证计划是一个国际性自愿协议，由 1969 年的世界卫生大会批准，这是专为参与该计划的国家制定，可向有关国家提供国际商业贸易中药品质量信息。该计划包括 146 个世界卫生组织成员国和欧洲药品管理局。该计划的主要文件是药品证书范本，这是世界卫生组织提供模板的国家级证书。近年来药品行业的变化和商业模式的演变，使认证计划的应用越来越具有挑战性。然而，尽管它有局限性，一些成员国仍认可该文件的价值。可以这样理解，如果使用得当，该计划可以作为有力的工具协助国家药品管理机构（NRAs）共享信息并避免重复工作。

专家委员会同意由世界卫生组织发通知给成员国，请各国提出对药品证书的使用意见和要求。

8.2 国家供应链的监督和监测

2012 年，根据世界卫生大会决议 WHA65.19 建立成员国 SFFC 药品机制。该机制已经制定了一个工作计划，包括 SFFC 药品的监督和监测。为了评估这些 SFFC 药品的规模、范围以及危害程度，世界卫生组织的 SFFC 药品全球监督和监测项目负责实施该行动。

为了对 SFFC 药品事件进行初步的分析和报告，WHO 制定了一个快速预警表格，该表格包括了认为必须考虑的 30 个强制性问题。表格上填报的数据以电子的方式发送给世界卫生组织，并上传到一个专用的数据库。疑似 SFFC 药品事件的报告从专门的途径获得。

世界卫生组织的团队接下来将对报告的事件进行风险评估，特别关注公众接触该疑似 SFFC 药品的程度以及对公众健康的危害风险。一个特制的软件安装包随后能够检测到新事件是否与以往事件有关联，比如产品名称、批号、不良反应及其他各种要素。这可以使 WHO 团队了解到类似的事件是否发生过、如何处置及后果是什么。

对一个事件报告完整的分类平均需要三个月时间，同时从产品层面以经验方式（如活性药物成分含量不足或错误包装）和事件层面提供更多的关联要素（故意伪造）。

超过70%的SFFC药品的报告由患者提出，只有不到一半的SFFC药品进行了实验室检测，且只对其中一小部分产品进行了筛查。

由于诸多原因，对SFFC药品进行检测是一个挑战。其中原因之一就是大多数已发现的SFFC药品并没有引起可检测确认的不良反应。由世界卫生组织和乌普萨拉药物警戒监测中心组织的概念研究证明目前正在探索如何通过疗效差的报告更好地检测SFFC药品。

该项目2013年6月起运行，自2012年以来已经在全球举办了8次研讨会（2012年9月试点阶段），80个成员国参与该项目，对200多个药品管理机构、实验室和药物警戒工作人员进行了培训。截至2014年9月中旬，已经有500多个SFFC药品报告上传到数据库。

该项目获得了一些运行和战略层面的效益，包括：技术和业务支持；区域协调支持；早期预警/警报；有效证据的范围、导致的危害及规模，上述成果可以用来发展循证政策和治理政治的意志力。

全球供应链中存在的漏洞包括：不受管制的供应链（例如药剂师和医院从未经许可来源获得产品，低劣的采购管理）；缺乏获得优质、安全产品的途径（例如由于库存短缺，价格差异，或对未经许可的产品缺乏风险意识）；缺乏有效的法律和刑事司法系统（如漏洞百出的边境线，腐败和缺乏威慑力）。

将来的行动将涉及建立更多的工具、资源和强有力地监管系统。将进行进一步的培训材料的制订和针对性研究。

专家委员会关注了该报告。

8.3 世界卫生组织关于时间–温度敏感型药品储存和运输指南的技术补充材料

世界卫生组织关于时间和温度敏感的药品储存和运输的指南文件，作为第四十五次专家委员会技术报告附录9发表于2011年（世界卫生组织技术报告系列，NO.961）。同时，秘书处与多个专家共同起草了一套技术补充文件，以完善该指南。技术补充材料由一组外部专家进行了审核；2014年5月至6月，在世界卫生组织网站上发表了该草案并征求意见，还在多次国际药品冷链运输会议上征求意见。技术补充的目的是提供更多的材料，每一个材料都链接到母文件的特定条款。所有的 16 个补充材料均以标准格式书写，每个材料都包含一个可超链接到相关支持材料的参考资料部分，其中大部分原始文献可在线免费获得。为避免购买参考的图书和期刊时出现困难，纸质版出版物的参考文献已减少到最少。

表 3 列出了技术补充材料所覆盖的领域。

表3　技术补充材料覆盖的领域

标题
1. 选择储存设施的地点
2. 仓储设施的设计
3. 估计存储设施的容量
4. 仓储设施的安全和防火
5. 仓储设施的维护
6. 固定存储区的温湿度监控系统
7. 温度控制存储区确认
8. 存贮区的温度分布研究
9. 制冷设备的维护
10. 温度监控装置的准确度检查
11. 冷藏卡车的资质确认
12. 由道路和空气控制的温度控制运输操作
13. 集装箱条件的确认
14. 运输路线的确认
15. 运输过程中的温湿度监控系统
16. 制冷设备的环境管理

该指南和技术补充材料的目标读者群包括：在制药工业、政府和国际组织工作的监管、后勤和药学专业人员。

专家委员会通过了该文件，并要求《世界卫生组织对时间和温度敏感药品的储存和运输指南》（附录 5）作为主要指南文本的附录加以公布。

9 优先需要的基本药物的认证

9.1 世界卫生组织药品认证项目的进展

药品认证服务于联合国采购机构，开始于 2001 年，其主要任务是根据制造商提供以及现场检查和临床机构（如果有必要）的信息综合评价药品的质量、安全性和疗效。世界卫生组织也对原料药（APIs）和药品质量控制实验室（QCLs）进行认证，并致力于提高制造商、NRAs 和 QCLs 的能力水平。

随着时间的推移，世界卫生组织的认证医药品目录已成为所有组织、机构从事大宗药品采购的有效工具。同样，WHO 认证的原料药（APIs）目录可为药物制剂成品（FPPs）制造商提供优质原料药的资源，而经过世界卫生组织认证的质量控制实验室目录对负责质控样品测试的任何机构都是宝贵的参考。

2013 年，世界卫生组织认证部门通过了 62 个制剂（项目开始以来最高数目）、23 个原料药和 3 个药品质量控制实验室。事实证明，认证的程序得到持续改进，无论以世界卫生组织、制造商还是二者相结合统计，一个制剂成品的认证周期中位数时间持续下降。这是归因于世界卫生组织对其认证指南文件的不断改进，以及对 WHO 认证程序越来越熟悉的制造商的努力。

世界卫生组织认证的主要价值在于其一致性和可推广性。即使从财务的角度衡量，认证项目的价值也越来越明确。例如，2014 年 4 月由全球基金提供的数字表明 1.18 亿美元的支出用于认证药品（即尚未由严格监管机构 SRA 批准的药品）的采购，而全球基金资金采购的抗疟药物中，90% 的药物通过了认证。麦肯锡公司提供的最新评估（尚未公开）报告预测，由于认证药物的存在，每一年可为捐助者节省 10 亿美元。

在 2013 年底，重大捐助资金保障了药品认证项目的运行。在 2013 年早期，对一些认证服务收取一定的费用成为确保收入可持续的一种手段。

2014 年 1 月到 10 月，保持认证的进度，期间有 38 个制剂通过认证，世界卫生组织网站上登出了新的邀请，请相关企业提交产品的评价意向书（两个抗 HIV 病毒/艾滋病药品、一个生殖健康药品和两个原料药）。第二份邀请面向 HIV 病毒/艾滋病感染相关疾病的医疗产品的供应商和制造商，请他们提交一份为单独感染或合并感染 HIV 患者提供治疗乙型和丙型肝炎药品的意向书。

更重要的是，基本药物司的机构重组使得认证团队、药品标准和规范制定部门、药物警戒和法规部门能更紧密地配合。

专家委员已关注到该报告。

9.2　认证药品合作注册程序的修订

委员会收到认证部门（PQT）提出的针对"PQT 与国家药品管理机构在 WHO 认证药品审评及快速注册合作程序"的修订建议，2013 年，该合作程序作为世界卫生组织技术报告系列第 981号的附录 4 出版。已将修订合作注册程序的建议草案发送给多个利益相关机构并征求意见，收到反馈后，预计将在 2015 年初发布第二稿。大部分的变化是向疫苗领域扩展。经过下一轮的征求意见、法规审查和修改后，预计在 2015 年 10 月将修改后的程序提交给专家委员会。

专家委员会对协作程序的修订建议表示赞同。

10　活性药物成分的认证

10.1　活性药物成分的认证进展

活性药物成分（APIs）的认证始于 2010 年，目的是帮助制剂生产企业确定 API 的来源，并为资源有限的国家药品管理机构（NRAs）提供共享资源。认证项目既关注药品的 GMP，也关注药品的质量。2013 年，认证团队对 23 个 APIs 进行了认证，2014 年1 月至 10 月，对 17 个 APIs 进行了认证。一些国家已接受世界卫生组织的 APIs 认证结果，使得管理机构的监管程序更高效，对制药企业也很有价值。为了简化程序，认证团队要求提交电子文件，不再接受纸质文件。另外，为原料药主文件的变更补充了新的程序。

专家委员会对此报告表示赞赏。

11 质量控制实验室的认证

11.1 质量控制实验室认证项目进展

质量控制实验室（QCLs）的认证项目创建于 2004 年，开始时仅面向非洲国家，后来扩展至全球范围。私营或政府 QCLs 都可以自愿参与该项目。截至 2014 年 9 月，共有 55 个实验室通过认证，另外还有 39 个实验室有意参加认证。6 个世界卫生组织大区中，每个区域至少有 2 个国家实验室通过了认证。按照认证质量控制的程序，检查和预审计正在有序开展。

认证项目还包括为发展中国家的国家 QCLs 提供培训和技术指导的能力建设援助活动。2006 年以来，已向 46 个国家质量控制实验室提供了技术指导。2011 ~ 2013 年期间，共举办了 7 个培训班，2014 年在南非举行了高级培训班，来自 42 个国家的 53 名代表参加。

大量外部专家参与了此项工作，为了使专家对认证策略更清晰，2014 年 5 月举行了专家会议。主要关注的是与数据完整性相关的问题（详见 6.6）。

通过认证的 QCLs，可认为具备向联合国机构和其他组织提供检测服务的资质。

专家委员会对报告表示赞赏。

11.2 世界卫生组织质量监督项目进展

为了确保高质量的产品，并评估现有产品的质量，联合国妇女和儿童救生用品委员会组织了一次调查。12 个产品被列入调查对象，并从 10 个国家进行抽样。结果表明：155 个产品合格，47 个产品不合格，一个产品无法评估。其中缩宫素不合格产品的比例超过合格产品，最受关注。这次调查结果的公布，推动了国家药品管理部门的工作。

专家委员会对报告表示赞赏。

12 监管指南

12.1 推荐的质量要求——青蒿素起始物料

按照《国际药典》的格式并参考通则和相关各论，起草了作为起始物料的青蒿素质量标准。因此，委员会决定在《国际药典》的"补充信息"部分中收录该文本。

作为《国际药典》收载的文本时，对出版的文本做了一些编辑上的修改：植物来源的青蒿素作为起始物料生产抗疟药物 API 时的推荐质量要求。

因此，专家委员会同意将修订文件作为报告的附录 6 发布。

12.2 多来源药品的变更指导原则

在 2013 年 10 月专家委员会决定起草关于多来源药品变更指导原则。经历两轮公开征求意见和反馈，于 2013 年 10 月至 2014 年 2 月期间起草了该指南文本。

本指南旨在为上市后多来源药品的变更实施提供规范性指导原则。

为协助申请人提供正确的文件，并协助国家药品管理机构进行审评，《WHO 关于认证药品的变更指导原则》（世界卫生组织技术报告丛书，2013 年，981 号，附录 3）等文件已经对不同类型变更的技术要求进行了规定。之后召开了咨询会议对文本进行审议并征求意见。

专家委员会关注了该指导原则的更新。

12.3 关于建立互换性（生物等效性）药品注册要求的指导原则

建立这些指导原则的目的是为药品管理机构在批准多来源（仿制）药品时，对要求申请人提交的文件提供建议。在不影响药品的安全、质量和疗效的前提下，为保证多来源药品的可互换性，这些指导原则对申请人提出了适当的体内和体外技术要求。在 2013 年 10 月第 48 次会议上，专家委员会讨论了针对文本的初步反馈意见，会议指出，鉴于近年来有关国家和地区出台的关于药品可互换性的新指南，WHO 需要更新其指南文件。

指导原则的修订工作由专家小组负责。修订后的文本会公开征求意见，在整理反馈意见后，与 PQT－评估一起召开非正式咨询会议进行讨论。这些指导原则的修订草稿将在更广范围内公开征求意见。

与指导原则修订相关的指南文件也在更新审核中：
■ 关于 WHO 基本药物目录中口服固体普通制剂豁免体内生物等效性研究的建议（WHO 技术报告系列，2006 年，937 号，附录 8）；

■对实施体内生物等效性研究机构的补充指南（WHO 技术报告系列，2006 年，937 号，附录 9）；

■关于多来源（仿制）药品可互换性评价用对照药品遴选指南（WHO 技术报告系列，2002 年，902 号，附录 11）；

■关于多来源（仿制）药品可互换性评价用药品遴选指南（工作文件 QAS／14.594 号文件）；

■国际对照药品目录（工作文件 QAS／14.595）。

结合收到的意见和反馈，会议对有关具体问题进行了讨论。

专家委员会同意将修订后的指导原则作为附录 7。

12.4 实施体内生物等效性研究机构的补充指南－修订

2014 年 4 月 28 日至 30 日在日内瓦举行了关于药品生产、检查、GMP 及风险管理指南的非正式咨询会议。各国的国家检查员、专家以及 PQT－检查组成员对各项议题进行了讨论。

与会者讨论了 1995 年出版的《WHO 实施体内生物等效性研究机构的补充指南》（世界卫生组织技术报告系列号 937，附录 9），并指出该文件在很多方面更适用于一般临床试验，并没有充分强调生物等效性研究问题。例如，该文件关于如何进行生物分析的信息非常少，没有涉及可能的样品复测，也没有解释如何执行在线清洗。

会议建议对该文件进行更新，以更好地解决上述问题，生物分析章节的内容应与现行生物分析方法验证指导原则一致。会议还建议对记录保存/归档的要求进行关注，因为在 WHO 关于新药的 GMP 中有相关要求，会议还指出这些 WHO 指导原则也需要修订，因为这些文件始于 1996 年。

专家委员会支持对指导原则进行修订。

12.5 WHO 基本药物目录中豁免临床研究的药品清单

第四十八次专家委员会会议后，针对 WHO 基本药物目录（世界卫生组织技术报告系列，2006 年，937 号，附录 8）中可豁免体内生物等效研究的固体口服普通制剂进展，秘书处与德国法兰克福世界卫生组织合作中心讨论了补充研究的事宜。根据基本药物目录更新情况，应确定目录中所有需要进行补充研究的 APIs 优先品种。

此外，世界卫生组织合作中心还积极参与了可互换性药品及对照药品目录的修订工作。在讨论的基础上，合作中心提交了指南文件的修订稿草案。修订版建议将实际的指南文本与 EML 中 APIs 的条目和表格分开。这样做是与对照药品指南文件的修订建议一致，目的是将表格作为"动态"文档与指南文本分开，以便与最新版本的 EML 一致。合作中心已经开始考虑 WHO 关于对照药品和多来源药品的指南文件。

专家委员会审议了文件草案的纲要及表格样本，并根据陈述的建议稿及意见，同意继续起草该文件。

12.6 国际对照药品目录和可互换多来源（仿制）药品等效评估用对照药品遴选指南文件的更新

对照药品是临床中拟用多来源药品进行替代的产品。1999年，专家委员会通过了一个包含国际对照药品目录的文件，用于可互换多来源（仿制）药品的临床等效评估，该文件还有一个用于确定对照药品的决策树。

2013 年专家委员会审查了两个分别适用于国家药品管理机构和认证部门的决策树草案，并建议将对照药品目录分为两个不同的组，即口服药品和其他药品。根据这些建议，工作继续进行中，主要研究内容是确认互联网上的条目，包括基本药物目录中的相关药品。此外，2014 年 7 月 5 日至 6 日在丹麦首都哥本哈根举行了非正式咨询会议，来自国家药品管理机构、世界卫生组织合作中心和认证部门的专家出席了会议。

在非正式咨询会议期间，为了便于对相关文本进行更新和维护，建议起草两份新的单独的工作文件，一份用于对照药品的选择，包括关于如何选择对照药品的基本指南，另一份为国际对照药品目录。2014 年 7 月的咨询会议之后，对修订后的文本进行了公开征求意见（即基本指南），在举行第四十九次专家委员会会议之前对收到的意见和建议进行了整理。

2014 年 7 月哥本哈根咨询会议后，致函国际仿制药监管合作组织（IGDRP）请求其成员协助确认国际对照药品目录。IGDRP 是一个药品管理机构组成的网络，创建机构的目的是促进仿制药监管领域的协作，解决全球面临的日益增加的监管负荷及复杂科学问题带来的挑战。会议请专家委员会成员审议当前的国际对照药品目录并向秘书处提出意见和建议。

专家委员会同意在补充修订意见后批准对照药品遴选的文

件，包括如何选择这类产品基本指南（附录8）。

委员会支持请 IGDRP 对国际对照药品目录进行确认，并建议在网站公开征求意见。

12.7 药品审评质量管理规范

向大会提交的《药品审评质量管理规范》指南由亚太经合组织（APEC）监管协调指导委员会（RHSC）起草。RHSC 同意将修订版的《药品审评质量管理规范》（GRevP）提交给世界卫生组织。2014 年初，GRevP 的原稿经过公开征求意见，并结合世界卫生组织的咨询成果和意见，将吸收意见和建议后的文本提交给了专家委员会。

GRevP 的目标是为成熟的药品管理机构提供关于 GRevP 的原则和程序的高水平指南。并不为具体的药品审评提供详细的科学审评指导意见。该文件更像是一套工具中的一个模块，将来可以扩展容纳更多的附录或附属文件。基于此点，GRevP 工作小组付出了巨大努力，他们会认真考虑每个咨询意见并根据收到的意见对文件进行适当的修订。针对每个意见或建议，工作组还会给出书面答复，说明修订后的文本是否采纳了某些意见、为什么不采纳某些意见以及如何在文本中体现这些意见。修订后的版本会再次进行广泛的征求意见。

本次修订过程的情况以及在第二次的咨询过程中收到的反馈意见均提交给专家委员会。

专家委员会通过了该指导原则（附录9）。

12.8 药品监管质量管理规范项目

在 2010 年的药品监管国际会议上，要求世界卫生组织收集各国药品管理机构在信息交流、联合评估和检查等领域的协作与合作的范例和经验，旨在减少重复工作。随后在世界卫生组织的支持下，发达国家的药品管理机构与欠发达国家的机构结成对子，为有关机构提供培训并为其能力建设提供帮助，WHO 还开展了多个国家药品管理机构间的合作项目。对过去十多年来自国家药品管理机构的反馈意见进行了审议，了解各国药品管理机构的主要关注点。

2014 年 7 月 10 日到 12 日在印度举行了关于药品监管质量管理规范的研讨会，会议认为该指导原则应能成为适用于所有监管领域的高水平文件，可以服务于从事药品、生物制品（疫苗）、医疗器械、诊断试剂、血浆和血液制品及传统药物监管的管理机构。2015 年 1 月 13 日至 15 日在日内瓦召开国际咨询会议，2015 年规划进程在中国和印度举办了研讨会并召开了一系列在线会议。

规划进程的工作目标是：

（1）审核世界卫生组织国家药品和疫苗管理机构的评估程序和指标，并提出建议，以调整、改善和（或）更新现有系统；

（2）制定关于世界卫生组织在全球范围内加强监管能力方面的地位与责任的综合政策。

指导原则将包括临床前、临床、生产和质量控制、市场营销和销售以及上市后活动共五个阶段。

专家委员会讨论了规划进程，并欢迎为国家药品管理机构制定一套全面的指导原则。

委员会要求及时汇报进展情况。

13 命名、术语及数据库

13.1 质量控制术语

登陆世界卫生组织网站不仅可检索术语和定义的数据库，还可浏览有关的世界卫生组织指导原则。秘书处报告称该数据库正在不断更新。

13.2 国际非专利药品名称

2013 年共发布了近 150 个新的药用物质的国际非专利名称（INNs）。目前，国际非专利药品名称数据库已包含超过 9000 个药品。第五十七届和第五十八届 INN 咨询会议遴选了一些新的词干和准词干。INN 专家组认为如果生物类似药和原研生物制品采用同一个 INN 名称，就需要能区分仿制和原研产品的方法（如商品名称）。问题在于，对于同一个物质，某些国家将其视为生物类似物，而有些国家则不是。目前还没有关于生物类似药命名的 INN 政策。

一些药品管理机构已经请求世界卫生组织制定适用于生物类似药的鉴别系统，INN 专家组认为这一情况应当加以解决，而且目标是应该建立全球统一的系统。建议制定一个新的生物制品名称审定方案，确保能明确区分所有拥有 INN 名称的生物制品（不仅包括生物类似药），应该将参比生物制品的 INN 名称作为生物制品名称的第一部分，同时还应当有一个平行的命名方案（生物制品名称审定认证方案）对每一个独特的物质能进行识别。生物制品名称审定方案应当适用于生物制品和生物类似药。

专家委员会已注意到该报告。

14 其他

14.1 战略

WHO 基本药物司目前正在编写其战略，一经定稿将提交专家委员会成员审议。

14.2 相关信息

专家委员会成员被告知，质量保证光盘和《国际药典》光盘都已经更新到 2014 年版。

鼓励委员登陆世界卫生组织网站浏览专家委员会系统的完整信息，以及专家委员会委员和顾问的角色与职责。会议推荐两本小册子，一本是《世界卫生组织药品标准专家委员会是如何工作》，另一本是《世界卫生组织药品标准专家委员会：公共卫生的重大挑战》。

闭幕词

世界卫生组织药品和健康技术部门负责人 L. Rago 博士感谢专家委员会会议的与会者及其对世界卫生组织标准工作的贡献。他指出，药品标准专家委员会和生物制品标准化专家委员会的主席及共同主席将与世界卫生组织总干事就委员会会议期间提出的技术问题进行讨论。

大会主席宣布会议闭幕，其本人也感谢专家委员会委员、顾问和报告起草人。

15 小结和建议

世界卫生组织（WHO）药品标准专家委员会为总干事提供药品质量保证方面的指导意见。为确保世界卫生组织所有成员国的药品在质量、安全性和有效性方面都符合标准，委员会提供独立的专家建议和指南。专家委员会的建议是通过广泛凝聚共识而形成的，涵盖了从药品研发到分发给患者的药品质量保证的所有领域。

在 2014 年 10 月 13 日至 17 日举行的第四十九届会议上，专家委员会听取了全球基金会（抗击艾滋病、结核病和疟疾）、国际药品注册技术要求协调组织以及药典讨论组织的最新进展。会议还就世界卫生组织关于药品、传统药物和辅助药品的国际非专利药品名称工作；WHO 关于假/冒/伪/劣药品的成员国机制；WHO 关于国家供应链监督和监测的快速预警系统、世界卫生大会批准的 WHO 关于药品国际商业贸易的质量认证计划的应用等领域进行了进展报告。

会议还就药品标准专家委员会和生物制品标准化专家委员会共同关注的重大问题进行了综述，两个专家委员会同时在日内瓦举行了专家委员会会议。委员会听取埃博拉疫情暴发的进展以及加快开发和提供可用治疗方法和疫苗方面的进展。其他重大问题还包括：加强监管系统、生物治疗药物、监管合作（比如临床试验）、解决药物短缺和应对紧急情况的方法。委员会还听取了2014 年 8 月由世界卫生组织和巴西药品管理机构 ANVISA 共同举办的两年一度的国际药品监管会议报告，监管会议就上述议题和其他监管议题提出了建议。

在质量控制方面，专家委员会对《国际药典》拟收载的新增和修订的药品标准和附录文件进行了审议，会议收到了国际化学对照品 ICRS 合作中心 EDQM 的年度报告。委员会通过的药品标准、附录文件和国际化学对照品目录。会议关注了外部质量保障评估计划的第 5 阶段报告以及通过用户收费确保该方案的可持续性的新建议。委员会收到了关于药典质量管理规范（GPhP）的论证文件，并获悉通过持续的全球药典国际会议的讨论，药典质量管理规范的制定取得很好的进展。

在质量保证相关领域，专家委员听取了多个新增或修订与GMP、药品贸易和分销、监管规范相关的指导原则。会议通过了下列 8 个指导原则和 16 项技术补充文件，包括亚太经济合作组织管理协调指导委员会新起草的关于药品审评质量管理规范的指导原则。委员会注意到正在进行的工作，期望通过药品监管质量管理规范项目的实施，促进协作和信息交流，并欢迎建立一整套服务于所有国家药品管理机构的指导原则。

专家委员会收到世界卫生组织用于国际组织采购的药品认证

的进展报告，并在最近一期《公共卫生政策》杂志上发表了题为"全球公共卫生静悄悄的革命"[1]的文章对该计划的影响进行了论述。此外还向会议报告了 API 和 QCL 认证工作的进展。大会收到了一份关于认证药品在世界卫生组织成员国注册进行合作的报告，该合作程序已在药品领域成功实施并已扩展到疫苗领域，未来有可能进一步扩展到其他产品类别。

在组织层面上，委员会获悉，2013 年已经将疫苗、药品、诊断试剂和医疗器械的认证工作交由同一个 WHO 团队负责，此举有望使认证工作更规范并促进协同作用。世界卫生组织基本药物司的战略正在起草中。已公布的世界卫生组织关于药品培训和相关材料包括 GMP、GLP 和技术转移的 50 个培训模块以及专家委员会相关工作的进展信息和成果。

专家委员会在第 49 届会议作出的决定和建议如下。

获得通过并推荐使用的指导原则

■ 附录 1《国际药典》药品标准及相关文本的建立程序（修订版）

■ 附录 2 关于《国际药典》放射性药物的更新机制（修订版）

■ 附录 3 药品生产质量管理规范指导原则：验证，附件 7：非无菌生产工艺的验证（修订版）

■ 附录 4 保存期限研究检查员指南（新增）

■ 附录 6 植物源性青蒿素作为起始物料生产抗疟活性药物成分时的推荐质量要求（修订版）

■ 附录 7 多来源（仿制）药品：建立可互换性注册要求的指导原则（修订版）

■ 附录 8 可互换多来源（仿制）药品等效评估用对照药品遴选指南（修订版）

■ 附录 9 审评质量管理规范：监管机构指导原则（新增）

此外，会议通过了世界卫生组织关于时间和温度敏感药品的储存和运输指南等 16 个技术补充文件，本指南适宜用大篇幅的格式进行出版（附录 5）。

下列药品标准被《国际药典》收载

孕产妇、新生儿、儿童和青少年用药品

1　t'Hoen，E，Hogerzeil，H，Quick，J，Sillo，H（2014）Journal of Public Health Policy. A quiet revolution in global

地塞米松磷酸钠（修订版）

地塞米松磷酸酯注射液

抗病毒药物，包括抗逆转录病毒药物

硫酸阿扎那韦

阿扎那韦胶囊

抗结核药品

卡那霉素注射液（修订版）

治疗热带疾病用药物

阿苯达唑咀嚼片（修订版）

盐酸左旋咪唑（修订版）

双羟萘酸噻嘧啶（修订版）

噻嘧啶咀嚼片（修订版）

噻嘧啶片（修订版）

其他抗感染药物

氟康唑胶囊

氟康唑注射液

有关麻醉、疼痛和姑息疗法药物

氢溴酸右美沙芬

制剂通则

直肠给药制剂（栓剂通则修订版）

分析方法

栓剂和直肠胶囊剂崩解试验（栓剂融变时限修订版）

片剂和胶囊剂崩解试验（修订版）

继修订后的注射剂通则实施后，委员会建议将内毒素限度检查列入 11 种注射剂的药品标准并将相关标准进行更新。

委员会通过了由欧洲药品质量管理局鉴定的 12 个新制备的国际化学对照品。

委员会还通过了未来《国际药典》拟收载标准的工作计划。

建议

专家委员会对下列质量保证相关的领域提出了建议。对相关建议的工作进展将在第五十届会议上向委员会报告。

《国际药典》

委员会建议，秘书处酌情与有关专家在下列领域开展合作：

■ 按照会议批准定的工作计划，继续起草药典标准、检查法和补充信息，其中包括由国际原子能机构制定的放射性药物标准；

■ 确保附录 1 和附录 2 中所述的《国际药典》年度更新版本的及时公布；

■ 对不再收载的药品标准的确定及归档时限开展研究；

■ 在适当情况下，用紫外分光光度法替代含量测定或其他定量用途的国际化学对照品。

质量保证——药品生产质量管理规范

■ 检查报告范本的更新及认证－检查小组提议的相关指南文件的修订。

■ 就一般说明：关于原料药 GMP 的补充声明和解释（世界卫生组织技术报告系列，NO. 957，2010，附录 2）以及 ICH Q7 实施工作小组撰写的问答文件，咨询有关专家和利益相关方。

■ 按照认证部门－检查小组建议书，起草关于数据质量管理的新指南。

市场监督和质量控制检测

■ 继续起草利用快检技术进行"疑似"假/冒/伪/劣（SFFC）药品筛查的指南文件。

■ 继续起草下列指南。

　　（1）SFFC 药品的质量控制实验室检测；

　　（2）抽样程序；

　　（3）SFFC 药品的抽样程序，考虑将三个文件合并。

FIP－WHO 技术指南

■ 继续与 FIP 和有关各方合作起草关于临时调配儿童药品的指南文件。

药品的分销和贸易

■ 向世界卫生组织成员国致函，请各国提供其应用 WHO 关于药品国际商业贸易的质量认证计划的相关信息。

法规和监管合作

■ 继续开展认证产品合作注册程序的修订。

■ 继续制定关于上市后多来源药品变更的高水平指南文件。

■ 实施体内生物等效性研究机构指南的修订，使文件与当前相关指南保持一致并解决长期存在的差距。

■ 按照相关的指导原则，继续修订关于豁免生物等效研究的指南，作为指南文件的一部分提供药品目录并使该目录与 WHO

基本药物目录同步更新。

- 通过国际仿制药监管合作组织和 WHO 网站，为拟定的国际对照药品目录修订版征求意见。
- 继续为服务所有国家药品管理机构制定一套全面的监管质量管理规范的指导原则，并向委员会汇报进展情况。

命名、术语、数据库和组织系统

- 继续在世界卫生组织网站上提供经由专家委员会讨论的术语和定义的数据库。
- 考虑为指导原则的修订建立变更控制程序。

致谢

委员会特别感谢：药品质量保证部 W. Bonny 女士、M. Gaspard 先生、T. Human 先生（实习）、S. Kopp 博士和 H. Schmidt 博士；技术标准与规范部门的协调员 D. J. Wood 博士；药品和卫生技术规范负责人 L. Rägo 博士；瑞士日内瓦世界卫生组织基本药物司司长 C. de Joncheere 先生以及瑞士普兰京斯的 D. Bramley 先生在会议筹备和会议进程中提供的帮助。

本报告中的技术指南起草工作由欧盟、比尔 & 梅琳达盖茨基金会和国际药品采购机制（UNITAID）提供经费支持。

委员会还要感谢对本次会议作出重要贡献的下列组织、机构、药典、WHO 合作中心、WHO 项目和人员：Active Pharmaceutical Ingredients Committee, European Chemical Industry Council, Brussels, Belgium; Belgian Association of the Pharmacists of the Pharmaceutical Industry, Meerbeke, Belgium; Asia – Pacific Economic Cooperation, Singapore; Brazilian Health Surveillance Agency, Brasilia, DF, Brazil; Commonwealth Pharmacists Association, London, England; European Commission, Brussels, Belgium; European Directorate for the Quality of Medicines & HealthCare, Council of Europe, Strasbourg, France; European Federation of Pharmaceutical Industries and Associations, Brussels, Belgium; European Generic Medicines Association, Brussels, Belgium; European Medicines Agency, London, England; The Global Fund to Fight AIDS, Tuberculosis and Malaria, Vernier, Switzerland; International Atomic Energy Agency, Vienna, Austria; International Federation of Pharmaceutical Manufacturers and Associations, Geneva, Switzerland; International Generic Pharmaceutical Alliance, Brussels, Belgium; International Pharmaceutical Excipients Council – Americas, Arlington, VA, USA; International Pharmaceutical Excipients Council Europe, Brussels, Belgium; International Pharmaceutical Federation, The Hague, Netherlands; International Society for Pharmaceutical Engineering, Tampa, Florida, USA; Latin American Association of Pharmaceutical Industries (ALIFAR), Buenos Aires, Argentina; Medicines and Healthcare products Regulatory Agency, Inspection, Enforcement and Standards Division, London, England; Swissmedic, Swiss Agency for Therapeutic Products, Berne, Switzerland; Therapeutic Goods Administration, Woden, ACT, Australia; United Nations Children's Fund, Supply Division, Copenhagen, Denmark; United Nations Children's Fund, New York, USA; United Nations Development Programme, New York, USA; United Nations Industrial Development Organization, Vienna, Austria; The World Bank, Washington, DC, USA; World Intellectual Property Organization, Geneva, Switzerland; World Self – Medication Industry, Ferney – Voltaire, France; World Trade Organization, Geneva, Switzerland.

Laboratoire National de Contrôle des Produits Pharmaceutiques, Chéraga, Alger, Algeria; Instituto Nacional de Medicamentos, Buenos Aires, Argentina; Expert Analytic Laboratory, Centre of Drug and Medical Technology Expertise, Yerevan, Armenia; Laboratoire national de contrôle de qualité des medicaments et consommables médicaux, Cotonou, Benin; Agency for Medicinal Products and Medical Devices, Control Laboratory, Sarajevo, Bosnia and Herzegovina; Instituto Nacional de Controle de Qualidade em Saúde, Rio de Janeiro, Brazil; Laboratoire National de Santé Publique, Ouagadougou, Burkina Faso; National Product Quality Control Centre, Ministry of Health, Phnom Penh, Cambodia; Laboratoire National de Contrôle de Qualité des Médicaments et d'Expertise, Yaoundé, Cameroon; Departamento de Control Nacional, Unidad de Control de Calidad de Medicamentos comercializados, Institutu de Salud Pública, Santiago de Chile, Chile; National Institutes for Food and Drug Control, Beijing, People's Republic of China; Medicamentos y Productos Biológicos del INVIMA, Bogotá, Colombia; Laboratorio de Análisis y Asesoría Farmacéutica, Facultad de Farmacia, Universidad de Costa Rica, San José, Costa Rica; Laboratorio de Normas y Calidad de Medicamentos, Caja Costarricense de Seguro Social, Universidad de Costa Rica, Alajuela, Costa Rica; Laboratoire National de la Santé Publique, Abidjan, Côte d'Ivoire; Oficina Sanitaria Panamericana, OPS/OMS, Havana, Cuba; National Organization for Drug Control and Research, Cairo, Egypt; Drug Quality Control and Toxicology Laboratory, Drug Administration and Control Authority, Addis Ababa, Ethiopia; Centrale Humanitaire Médico – Pharmaceutique, Clermont – Ferrand, France; Food and Drugs Board, Quality Control Laboratory, Accra, Ghana; Laboratoire national de contrôle de qualité des medicaments, Conakry, Guinea; Laboratory for Quality Evaluation and Control, National Institute of Pharmacy, Budapest, Hungary; Central Drugs Laboratory, Kolkata, India; Provincial Drug and Food Quality Control Laboratory, Yogyakarta, Indonesia; Food and Drugs Control Laboratories, Ministry of Health and Medical Education, Tehran, Islamic Republic of Iran; Caribbean Regional Drug Testing Laboratory, Kingston, Jamaica; Mission for Essential Drugs and Supplies, Nairobi, Kenya; National Quality Control Laboratory for Drugs and Medical Devices, Nairobi, Kenya; Food and Drug Quality Control Center, Ministry of Health, Vientiane, Lao People's Democratic Republic; Laboratoire de Contrôle de Qualité des Médicaments, Agence du Médicament de Madagascar, Antananarivo, Madagascar; Centre for Quality Control, National Pharmaceutical Control Bureau, Petaling Jaya, Selangor, Malaysia; Laboratoire National de la Santé du Mali, Bamako, Mali; Laboratoire National de Contrôle des Médicaments, Rabat, Morocco; Quality Surveillance Laboratory, Windhoek, Namibia; National Medicines Laboratory, Department of Drug Administration, Kathmandu, Nepal; Laboratoire National de Santé Publique et d'Expertise, Niamey, Niger; Central Quality Control Laboratory, Directorate General of Pharmaceutical Affairs and Drug Control, Ministry of Health, Muscat, Oman; Drug Control and Traditional Medicine Division, National Institute of Health, Islamabad, Pakistan; Instituto Especializado de Análisis, Universidad de Panamá, Panama; Centro Nacional de Control de Calidad, Instituto Nacional de Salud, Lima, Peru; Bureau of Food and Drugs, Department of Health, Muntinlupa City, Philippines; Laboratory for Quality Control of Medicines, Medicines Agency, Ministry of Health, Chisinau, Republic of Moldova; National Drug and Cosmetic Control Laboratories, Drug Sector, Saudi Food and Drug Authority, Riyadh, Saudi Arabia; Laboratoire National de Contrôle des Médicaments, Dakar Etoile, Senegal; Pharmaceutical Division, Applied Sciences Group, Health Sciences Authority, Singapore; Centre for Quality Assurance of Medicines, Faculty of Pharmacy, North – West University, Potchefstroom, South Africa; Research Institute for Industrial Pharmacy, North – West University, Potchefstroom, South Africa; National Drug Quality Assurance Laboratory, Ministry of Health, Colombo, Sri Lanka; National Drug Quality Control Laboratory, Directorate General of Pharmacy, Federal Ministry of Health, Khartoum, Sudan; Pharmaceutical Analysis Laboratory, R&D, The School of Pharmacy, Muhimbili University of Health and Allied Sciences, Dares – Salaam, United Republic of Tanzania; Tanzania Food and Drug Authority, Dar – es – Salaam, United Republic of Tanzania; Bureau of Drug and Narcotic, Department of Medical Sciences, Ministry of Public Health, Nonthaburi, Thailand; Laboratoire National de Contrôle des Médicaments, Tunis, Tunisia; National Drug Quality Control Laboratory, National Drug Authority, Kampala, Uganda; Central Laboratory for Quality Control of Medicines of the Ministry of Health of Ukraine, Kiev, Ukraine; Laboratory of Pharmaceutical Analysis, State Pharmacological Centre, Ministry of Health of Ukraine, Kiev, Ukraine; Laboratorio Control de Productos MSP, Comisión Para El Control de Calidad de Medicamentos, Montevideo, Uruguay; Instituto Nacional de Higiene " Rafael Rangel", Caracas, Venezuela; National Institute of Drug Quality Control, Hanoi, Viet Nam; Medicines Control Authority, Control Laboratory of Zimbabwe, Harare, Zimbabwe.

Farmacopea Argentina, Buenos Aires, Argentina; Farmacopeia Brasileira, Brasilia, DF, Brazil; British Pharmacopoeia Commission, Medicines and Healthcare products Regulatory Agency, London, England; Pharmacopoeia of the People's Republic of China, Beijing, People's Republic of China; Croatian Pharmacopoeia, Zagreb, Croatia; Czech Pharmacopoeia, Prague, Czech Republic; Danish Pharmacopoeia Commission, Copenhagen, Denmark; European Pharmacopoeia, European Directorate for the Quality of Medicines & HealthCare,

Council of Europe, Strasbourg, France; Finnish Medicines Agency, Helsinki, Finland; Pharmacopée française, Agence nationale de sécurité sanitaire des produits de santé, Saint – Denis, France; German Pharmacopoeia Commission, Bonn, Germany; Indian Pharmacopoeia Commission, Raj Nagar, Ghaziabad, India; Indonesian Pharmacopoeia Commission, Jakarta, Indonesia; Committee of the Japanese Pharmacopoeia, Tokyo, Japan; Kazakhstan Pharmacopoeia, Almaty, Kazakhstan; Pharmacopoeia of the Republic of Korea, Cheongwon – gun, Chungcheongbuk – do, Republic of Korea; Mexican Pharmacopoeia, México DF, Mexico; Polish Pharmacopoeia Commission, Warsaw, Poland, Portuguese Pharmacopoeia, Lisbon, Portugal; State Pharmacopoeia of the Russian Federation, Moscow, Russian Federation; Serbian Pharmacopoeia, Belgrade, Serbia; Slovakian Pharmacopoeia Commission, Bratislava, Slovakia; Spanish Pharmacopoeia, Royal, Madrid, Spain; Swedish Pharmacopoeia, Uppsala, Sweden; Swiss Pharmacopoeia, Berne, Switzerland; Pharmacopoeia of Ukraine, Kiev, Ukraine; United States Pharmacopeia, Rockville, MD, USA; Vietnamese Pharmacopoeia, Hanoi, Viet Nam.

WHO Centre Collaborateur pour la Conformité des Médicaments, Laboratoire national de Contrôle des Produits Pharmaceutiques, Alger, Algeria; WHO Collaborating Centre for Drug Quality Assurance, Therapeutic Goods Administration Laboratories, Woden, ACT, Australia; WHO Collaborating Centre for Drug Quality Assurance, National Institute for the Control of Pharmaceutical and Biological Products, Beijing, People's Republic of China; WHO Collaborating Centre for Research on Bioequivalence Testing of Medicines, Frankfurt am Main, Germany; WHO Collaborating Centre for Drug Information and Quality Assurance, National Institute of Pharmacy, Budapest, Hungary; WHO Collaborating Centre for Quality Assurance of Essential Drugs, Central Drugs Laboratory, Calcutta, India; WHO Collaborating Centre for Regulatory Control of Pharmaceuticals, National Pharmaceutical Control Bureau, Jalan University, Ministry of Health, Petaling Jaya, Malaysia; WHO Collaborating Centre for Drug Quality Assurance, Pharmaceutical Laboratory, Centre for Analytical Science, Health Sciences Authority, Singapore; WHO Collaborating Centre for Quality Assurance of Drugs, North – West University, Potchefstroom, South Africa; WHO

Collaborating Centre for Quality Assurance of Essential Drugs, Bureau of Drug and Narcotic, Department of Medical Sciences, Ministry of Public Health, Nonthaburi, Thailand.

Health Systems and Innovation Cluster, WHO, Geneva, Switzerland; Department of Essential Medicines and Health Products, WHO, Geneva, Switzerland; Regulation of Medicines and other Health Technologies, WHO, Geneva, Switzerland; Prequalification Team, WHO, Geneva, Switzerland; International Nonproprietary Names, WHO, Geneva, Switzerland; Policy Access and Use, WHO, Geneva, Switzerland; Regulatory Systems Strengthening, WHO, Geneva, Switzerland; Safety and Vigilance, WHO, Geneva, Switzerland; Technologies, Standards and Norms, WHO, Geneva, Switzerland; Traditional and Complementary Medicine, WHO, Geneva, Switzerland; Office of the Legal Counsel, WHO, Geneva, Switzerland; Global Malaria Programme, WHO, Geneva, Switzerland; HIV/AIDS Programme, WHO, Geneva, Switzerland; WHO Regional Office for Africa, Brazzaville, Congo; WHO Regional Office for the Americas/Pan American Health Organization, Washington, DC, USA; WHO Regional Office for the Eastern Mediterranean, Cairo, Egypt; WHO Regional Office for Europe, Copenhagen, Denmark; WHO Regional Office for South – East Asia, New Delhi, India; WHO Regional Office for the Western Pacific, Manila, Philippines.

Abbott, Allschwil, Switzerland; Abbott Laboratories, Abbott Quality & Regulatory, Dept. 03QY, Abbott Park, IL, USA; Dr F. Abiodun, Benin City, Nigeria; Dr E. Adams, Laboratorium voor Farmaceutische Chemie en Analyse van Geneesmiddelen, Leuven, Belgium; Dr M. Adarkwah – Yiadom, Standard Officer, Ghana Standards Board, Drugs, Cosmetics and Forensic Laboratory Testing Division, Accra, Ghana; Professor I. Addae – Mensah, Department of Chemistry, University of Ghana, Legon, Ghana; División de Químicay Tecnología Farmacéutica, AEMPS. Madrid, Spain; Dr K. Agravat, Regulatory Affairs, Unimark Remedies Limited, Ahmedabad, India; Ms R. Ahmad, Centre for Product Registration, National Pharmaceutical Control Bureau, Ministry of Health, Petaling Jaya, Malaysia; Dr Sawsan Ahmed Jaffar, Director – General, Directorate General of Pharmaceutical Affairs and Drug Control, Ministry of Health, Muscat, Oman; Ajanta Pharma Ltd, Kandivli (West), Mumbai, India; Dr D. Alsmeyer, Apotex Inc. , Toronto, Ontario, Canada; AMGEN Inc. , Engineering, West Greenwich, RI, USA; Dr C. Anquez Traxler, European Self – Medication Industry, Brussels, Belgium; Dr P. Aprea, Director, Directorate of Evaluation and Control of Biologicals and Radiopharmaceuticals, National Administration of Medicines, Food and Medical Technology, Buenos Aires, Argentina; Dr N. Aquino, Inspector and Specialist in GMP and Risk Management, Brazilian Health Surveillance Agency, Brasilia, DF, Brazil; Dr A. C. Moreira Marino Araujo, Health Expert, Drugs Office, Post Approval Changes of Synthetic Drugs, Brazilian Health Surveillance Agency, Brasilia, DF, Brazil; Dr H. Arentsen, Regulatory Intelligence and Policy Specialist, Regulatory Development Strategy, H. Lundbeck A/S, Copenhagen – Valby, Denmark; Astellas Pharma Europe BV, Leiderdorp, Netherlands; Dr C. Athlan, Quality Reviewer, Swissmedic, Swiss Agency for Therapeutic Products, Berne, Switzerland; Dr R. Atkinson, Group Manager, BP & Laboratory Services and Secretary and Scientific Director, British Pharmacopoeia Commission, London, England; Dr A. Ba, Directeur, Qualité et Développement, Centrale Humanitaire Medico – Pharmaceutique, Clermont – Ferrand, France; Dr J. R. Ballinger, Guy's and St Thomas Hospital, London, England; Mr N. Banerjee, Cipla Limited, Goa, India; Dr H. Batista, US Food and Drug Administration, Silver Spring, MD, USA; Mr B. Baudrand, OTECI, Paris, France; Dr O. P. Baula, Deputy Director, State Pharmacological Center, Ministry of Health, Kiev, Ukraine; Professor S. A. Bawazir, Advisor to the Executive President, Saudi Food and Drug Authority, Riyadh, Saudi Arabia; Bayer Health Care Pharmaceuticals, Bayer Pharma AG, Berlin, Germany; Dr M. G. Beatrice, Vice President, Corporate Regulatory and Quality Science, Abbott, Abbott Park, IL, USA; Dr T. L. Bedane, Drug Administration and Control, Addis Ababa, Ethiopia; Ms T. J. Bell, WHO Focal Point, US Food and Drug Administration, Silver Spring, MD, USA; Dr I. B. G. Bernstein, Director, Pharmacy Affairs, Office of the Commissioner/Office of Policy, US Food and Drug Administration, Silver Spring, MD, USA; Mr L. Besançon, General Secretary and CEO, International Pharmaceutical Federation, The Hague, Netherlands; Dr R. P. Best, President and

CEO, International Society for Pharmaceutical Engineering, Tampa, FL, USA; Dr A. Bevilacqua, US Pharmacopeia, Bedford, MA, USA; Dr J. Bishop III, Review Management Staff, Office of the Director, Center for Biologics Evaluation and Research, United States Food and Drug Administration,, Silver Spring, MD, USA; Dr L. Bonthuys, Pretoria, South Africa; Mr M. H. Boon, Deputy Director, Overseas Audit Unit – Audit Branch, Audit & Licensing Division, Health Products Regulation Group, Singapore; Dr G. Born, Institute of Pharmaceutical Technology, Johann Wolfgang Goethe – University, Frankfurt, Germany; Professor R. Boudet – Dalbin, Paris, France; Dr B. Blum, Sandoz, France; Dr G. Bourdeau, Méréville, France; Dr S. K. Branch, Acting Group Manager, Special Populations Group, Medicines and Healthcare Products Regulatory Agency, London, England; Dr E. Brendel, Bayer HealthCare AG, Elberfeld, Germany; Dr M. Brits, Director, WHO Collaborating Centre for the Quality Assurance of Medicines, North – West University, Potchefstroom Campus, Potchefstroom, South Africa; Mr C. Brown, Inspections Enforcement and Standards Division, Medicines and Healthcare Products Regulatory Agency, London, England; Dr W. Bukachi, Project Coordinator, International Affairs, US Pharmacopeia, Rockville, MD, USA; Ms A. Bukirwa, National (Food and) Drug Authority, Kampala, Uganda; Bureau of Drug and Narcotic, Department of Medical Sciences, Ministry of Public Health, Nonthaburi, Thailand; Dr F. Burnett, Managing Director, Pharmaceutical Procurement Service, Organization of Eastern Caribbean States, Casties, St Lucia; Dr W. Cabri, Research and Development, Director, Chemistry and Analytical Development, Sigma – tau Industrie Farmaceutiche Riunite SpA, Pomezia, Italy; Dr. D. Calam, Wiltshire, England; Dr N. Cappuccino, Lambertville, NJ, USA; Dr L. Cargill, Director, Caribbean Regional Drug Testing Laboratory, Kingston, Jamaica; Professor (Madame) R. Jiménez – Castellanos, Department of Pharmaceutics and Pharmaceutical Technology, Faculty of Pharmacy, Seville, Spain; Dr A. Castro, Regulatory Affairs Director and Senior Pharmacist, Roche Servicios SA, Heredia, Costa Rica; Dr D. Catsoulacos, Scientific Administrator, Manufacturing and Quality Compliance, Compliance and Inspection, European Medicines Agency, London, England; Mr J. – M. Caudron, Braine – le –

Château, Belgium; Mr P. Cenizo, Southern African Pharmaceutical Regulatory Affairs Association (SAPRAA), Randburg, South Africa; Dr A. N. K. Chali, Chemical and Pharmaceutical Assessor, Uppsala, Sweden; Mr X. Chan, Project Manager, International Pharmaceutical Federation, The Hague, Netherlands; Dr B. Chapart, Pharma Review Manager, Global Analytical Development, Sanofi – Aventis Pharma, Anthony, France; Ms Cheah Nuan Ping, Director, Cosmetics & Cigarette Testing Laboratory, Pharmaceutical Division, Applied Sciences Group, Health Sciences Authority, Singapore; Dr X. Chen, Director, Division of Drug Distribution Supervision, State Food and Drug Administration, Beijing, People's Republic of China; Professor Y. Cherrah, Faculté de Médecine et Pharmacie, Rabat, Morocco; Dr B. K. Choi, Director, Pharmaceutical Standardization, Osong Health Technology Administration Complex, Research and Testing Division of the Ministry of Food and Drug Safety, Cheongwon – gun, Chungbuk, Republic of Korea; Dr Y. H. Choi, Scientific Officer, Korea Food & Drug Administration, Cheongwon – gun, Chungbuk, Republic of Korea; Cipla Limited, Mumbai, India; Ms I. Clamou, Assistant Manager, Scientific, Technical and Regulatory Affairs, European Federation of Pharmaceutical Industries and Associations, Brussels, Belgium; Dr M. Cooke, Senior Manager, Global Quality, Operations, AstraZeneca, Macclesfield, Cheshire, England; Dr C. Craft, Member, United States Pharmacopeia International Health Expert Committee, Rockville, MD, USA; Dr R. L. Dana, Senior Vice President, Regulatory Affairs and Parenteral Drug Association Training and Research Institute, Parenteral Drug Association, Bethesda, MD, USA; Mr M. M. Das, Barisha, Kolkata, India; Dr V. Davoust, Quality & Regulatory Policy, Pharmaceutical Sciences, Pfizer Global Research & Development, Paris, France; Professor T. Dekker, Research Institute for Industrial Pharmacy, North – West University, Potchefstroom, South Africa; Dr M. Derecque – Pois, Director General, European Association of Pharmaceutical Full – line Wholesalers, Brussels, Belgium; Directorate General of Pharmaceutical Affairs and Drug Control, Ministry of Health, Muscat, Oman; Professor J. B. Dressman, Director, Institut für Pharmazeutische Technologie, Biozentrum, Johann Wolfgang Goethe – Universität, Frankfurt am Main, Germany; Dr A. T. Ducca,

Senior Director, Regulatory Affairs, Healthcare Distribution Management Association, Arlington, VA, USA; Dr T. D. Duffy, Lowden International, Tunstall, Richmond, N. Yorks, England; Dr S. Durand – Stamatiadis, Director, Information and Communication, World Self – Medication Industry, Ferney – Voltaire, France; Dr P. Ellis, Director, External Advocacy, Quality Centre of Excellence, GlaxoSmithKline, Brentford, Middlesex, England; European Compliance Academy Foundation, Heidelberg, Germany; European Medicines Agency, London, England; Fedefarma, Ciudad, Guatemala; F. Hoffman – La Roche Ltd, Basel, Switzerland; Dr A. Falodun, Department of Pharmaceutical Chemistry, Faculty of Pharmacy, University of Benin, Benin City, Nigeria; Federal Ministry of Health, Bonn, Germany; Dr E. Fefer, Member, United States Pharmacopeia International Health Expert Committee, Rockville, MD, USA; Dr R. Fendt, Head, Global Regulatory & GMP Compliance Pharma, Care Chemicals Division, BASF, Limburgerhof, Germany; Mr A. Ferreira do Nascimento, Agência Nacional de Vigilância, Brasília, Brazil; Mr M. FitzGerald, European Association of Pharmaceutical Full – line Wholesalers, Brussels, Belgium; Dr A. Flueckiger, Head, Corporate Health Protection, Corporate Safety, Health & Environmental Protection, F. Hoffmann – La Roche, Basel, Switzerland; Dr G. L. France, Head, Q&A Compliance, EU Region, Novartis Consumer Health Services SA, Nyon, Switzerland; Mr T. Fujino, Director, International Affairs, Japan Generic Medicines Association, Tokyo, Japan; Mr A. García Arieta, Spanish Agency of Medicines and Medical Devices, Madrid, Spain; Miss Y. Gao, Project Manager, Chinese Pharmacopoeia Commission, Beijing, People's Republic of China; Dr M. Garvin, Senior Director, Scientific and Regulatory Affairs, Pharmaceutical Research and Manufacturers of America, Washington, DC, USA; Dr A. Gayot, Faculté de Pharmacie de Lille, Lille, France; Dr X. Ge, Senior Analytical Scientist, Pharmaceutical Laboratory, Pharmaceutical Division, Applied Sciences Group, Health Sciences Authority, Singapore; Dr L. Gibril, Compliance Coordinator, Novartis Pharma SAE, Amiria, Cairo, Egypt; Gilead Sciences International Ltd, Abington, Cambridge, England; Dr F. Giorgi, Research and Development, Analytical Development Manager, Sigma – tau Industrie Farmaceutiche Riunite SpA,

Pomezia, Italy; Dr L. Girard, Head, Global Pharmacopoeial Affairs, Novartis Group Quality, Quality Systems and Standards, Basel, Switzerland; GlaxoSmithKline, Brentford, Middlesex, England; GlaxoSmithKline Biologicals SA, Wavre, Belgium; GlaxoSmithKline, Sales Training Centre, Research Triangle Park, NC, USA; Dr C. Sánchez González, Coordinator of Policies and Regulatory Affairs Centro para el Control de Medicamentos, Equipos y Dispositivos Médicos, La Habana, Cuba; Dr J. Gordon, Nova Scotia, Canada; Ms J. Gouws, Department of Health, Medicines Control Council, Pretoria, South Africa; Dr M. Goverde, QC Expert Microbiology, Novartis Pharma AG, Basel, Switzerland; Ms R. Govithavatangaphong, Director, Bureau of Drug and Narcotics, Department of Medical Sciences, Ministry of Public Health, Nonthaburi, Thailand; Dr J. Grande, Manager, Regulatory Affairs, McNeil Consumer Healthcare, Markham, England; Dr A. Gray, Senior Lecturer, Department of Therapeutics and Medicines Management and Consultant Pharmacist, Centre for the AIDS Programme of Research in South Africa (CAPRISA), Nelson R Mandela School of Medicine, University of KwaZulu – Natal, Congella, South Africa; Dr M. Guazzaroni Jacobs, Director, Quality and Regulatory Policy, Pfizer Inc. , New York, NY, USA; Ms N. M. Guerrero Rivas, Radiofarmacia de Centroamérica, SA, Ciudad del Saber, Panamá, Panama; Guilin Pharmaceutical Company Ltd, Guilin, People's Republic of China; Dr R. Guinet, Agence nationale de sécurité du médicament et des produits de santé, Saint – Denis, France; Dr S. Gupta, Mankind Pharma Limited, Unit – II, Vill. Kishanpura, Paonta Sahib, Disst. Sirmour, India; Professor R. Guy, Professor of Pharmaceutical Sciences, Department of Pharmacy & Pharmacology, University of Bath, Bath, England; Dr N. Habib, Director General of Medical Supplies, Ministry of Health, Oman; Dr N. Hamilton, Industrial Quality and Compliance, Industrial Affairs, Sanofi Aventis, West Malling, Kent England; Ms J. Hantzinikolas, Therapeutic Goods Administration, Department of Health, Woden, ACT, Australia; Dr S. Harada, International Affairs Division, Minister's Secretariat, Ministry of Health, Labour and Welfare, Tokyo, Japan; Dr B. Hasselbalch, Acting Associate Director, Policy and Communications, and Director, Division of Policy, Collaboration & Data Operations, Office of Compliance, Center for Drug Evaluation and Research, United States Food and Drug Administration, Silver Spring, MD, USA; Dr A. Hawwa, Lecturer in Pharmacy (Medicines in Children), Medical Biology Centre, Queen's University Belfast, Belfast, Northern Ireland; Dr M. Hayes – Bachmeyer, Technical Regulatory Affairs, Pharmaceuticals Division, F. Hoffmann – la Roche, Basel, Switzerland; Mr Y. Hebron, Manager, Medicines and Cosmetics Analysis Department, Tanzania Food and Drugs Authority, Dar – es – Salaam, United Republic of Tanzania; Dr G. W. Heddell, Director, Inspection Enforcement & Standards Division, Medicines and Healthcare Products Regulatory Agency, London, England; Dr D. Hege – Voelksen, Swissmedic, Swiss Agency for Therapeutic Products, Berne, Switzerland; Ms J. Hiep, QA Pharmacist and Auditor, Adcock Ingram, Bryanston, South Africa; Ms M. Hirschhorn, Head, Quality and Chemistry Sector, Comisión para el Control de Calidad de Medicamentos (Drug and Control Commission), Montevideo, Uruguay; Dr K. Horn, Managing Director, Institute for Pharmaceutical and Applied Analytics, Official Medicines Control Laboratory, Bremen, Germany; F. Hoffmann – La Roche Ltd. , Basel, Switzerland; Professor J. Hoogmartens, Leuven, Belgium; Dr K. Hoppu, Director, Poison Information Centre, Helsinki University Central Hospital, Helsinki, Finland; Dr H. Hoseh, Head of Registration Unit, Drug Directorate, Jordan Food and Drug Administration, Jordan; Dr X. Hou, Chemical & Materials, Singapore; Dr N. Ibrahim, National Pharmaceutical Control Bureau, Ministry of Health, Jalan University, Petaling Jaya, Indonesia; Indian Drug Manufacturers' Association, Mumbai, India; Infarmed, Lisbon, Portugal; Ipsen Pharma, Dreux, France; Dr J. Isasi Rocas, Pharmaceutical Chemist, Lima, Peru; Professor R. Jachowicz, Head, Department of Pharmaceutical Technology and Biopharmaceutics, Jagiellonian University Medical College, Faculty of Pharmacy, Kraków, Poland; Mr I. Jackson, Operations Manager, GMDP Inspections, Inspection, Enforcement & Standards Division, Medicines and Healthcare Products Regulatory Agency, London, England; Dr S. A. Jaffar, Director General, Pharmaceutical Affairs and Drug Control, Ministry of Health, Muscat, Oman; Johnson & Johnson, Latina, Italy; Ms M. Kira, Consultant, Non – Governmental Organizations and Industry Relations Section, Department of External Relations, World Intellectual Property Organization, Geneva, Switzerland; Dr R. Jähnke, Global Pharma Health Fund e. V. , Frankfurt, Germany; Dr M. James, GlaxoSmithKline, Brentford, Middlesex, England; Dr A. Janssen, Manager, Regulatory Affairs, DMV Fonterra Excipients, FrieslandCampina Ingredients Innovation, Goch, Germany; Professor S. Jin, Chief Expert for Pharmaceutical Products, National Institutes for Food and Drug Control, Beijing, People's Republic of China; Dr P. Jones, Director, Analytical Control, Pharmaceutical Sciences, Pfizer Global R&D, Sandwich, England; Dr Y. Juillet, Consultant, Paris, France; Mr D. Jünemann, Teaching Assistant; Institut für Pharmazeutische Technologie, Biozentrum, Johann Wolfgang Goethe – Universität, Frankfurt am Main, Germany; Ms A. Junttonen, Senior Pharmaceutical Inspector, National Agency for Medicines, Helsinki, Finland; Dr S. Kafkala, Analytical Development Director, Genepharm S. A. , Pallini, Greece; Dr V. Kamde, Quality Management, Oman Pharmaceuticals, Oman; Dr M. Kaplan, Director, Institute for Standardization and Control of Pharmaceuticals, Jerusalem, Israel; Dr M. Karga – Hinds, Director, Barbados Drug Service, Christchurch, Barbados; Dr A. M. Kaukonen, National Agency for Medicines, Helsinki, Finland; Ms H. Kavale, Cipla, Mumbai, India; Dr T. Kawanishi, Deputy Director General, National Institute of Health Sciences, Tokyo, Japan; Dr S. Keitel, Director, European Directorate for the Quality of Medicines and Healthcare, Strasbourg, France; Dr K. Keller, Director and Professor, Federal Ministry of Health, Bonn, Germany; Dr M. Keller, Inspector, Division of Certificates and Licencing, Swissmedic, Swiss Agency for Therapeutic Products, Berne, Switzerland; Dr L. Kerr, Scientific Operations Adviser, Office of Laboratories and Scientific Services, Therapeutic Goods Administration, Woden, ACT, Australia; Dr M. Khan, Director, Federal Research Center Life Sciences, US Food and Drug Administration, Silver Spring, MD, USA; Dr S. Khoja, Vapi, Gujarat, India; Professor K. Kimura, Drug Management and Policy, Institute of Medical, Pharmaceutical and Health Sciences, Kanazawa University, Kanazawa – city, Japan; Dr H. Köszegi – Szalai, Head, Department for Quality Assessment and Control, National Institute of Pharmacy, Budapest, Hungary; Dr A. Kovacs, Secretariat, Pharmaceutical Inspection Co – operation Scheme, Geneva, Switzerland; Ms S. Kox, Senior Director Scientific Affairs, European Generic Medicines Association, Brussels, Belgium; Dr P. Kozarewicz, Scientific Administrator, Quality of Medicines Sector, Human Unit Pre – Authorization, European Medicines Agency, London, England; Dr A. Krauss, Principal Chemist, Office of Laboratories and Scientific Services, Therapeutic Goods Administration, Woden, ACT, Australia; Professor H. G. Kristensen, Vedbaek, Denmark; Dr J. Kumar, HLL Lifecare Ltd. , Kanagala, Belgaum, India; Mr A. Kupferman, Bangkok, Thailand; Dr S. Kumar, Assistant Drugs Controller, Central Drugs Standard Control Organization, Food and Drug Administration Bhawan, New Delhi, India; Professor S. Läer, Institut für Klinische Pharmazie und Pharmakotherapie, Heinrich – Heine – Universität, Düsseldorf, Germany; Dr O. Le Blaye, Inspector, Trials and Vigilance Inspection Department, Agence nationale de sécurité du médicament et des produits de santé, Saint – Denis, France; Dr B. Li, Deputy Director General, National Institutes for Food and Drug Control, Ministry of Public Health, Beijing, People's Republic of China; Dr H. Li, Head, Chemical Products Division, Chinese Pharmacopoeia Commission, Beijing, People's Republic of China; Dr C. M. Limoli, International Programs, Center for Drug Evaluation and Research, United States Food and Drug Administration, Silver Spring, MD, USA; Dr A. Lodi, Head, Laboratory Department, European Directorate for the Quality of Medicines and HealthCare, Strasbourg, France; Mr M. Lok, Head of Office, Office of Manufacturing Quality, Therapeutic Goods Administration, Woden, ACT, Australia; Ms M. Y. Low, Director, Pharmaceutical Division, Applied Sciences Group, Health Sciences Authority, Singapore; Lupin Ltd, Mumbai, Maharashtra, India; Dr J. C. Lyda, Senior Director, Regulatory Affairs, Parenteral Drug Association Europe, Glienicke/ Berlin, Germany; Mr D. Mader, Compliance Auditor, GlaxoSmithKline, Cape Town, South Africa; Dr C. Makokha, Kikuyu, Kenya; Ms G. N. Mahlangu, Director – General, Medicines Control Authority of Zimbabwe, Harare, Zimbabwe; Mangalam Drugs and Organics Limited, Mumbai, India; Dr M. A. Mantri, Bicholim, Goa, India; Martindale Pharma, Brentwood, Essex, England; Dr B. Matthews, Alcon, Hemel Hempstead, England; Dr Y. Matthews, Regulatory Operations

Executive, GE Healthcare, Amersham, Bucks, England; Dr S. V. M. Mattos, Especialista em Regulação de Vigilçncia Sanitária, Coordenação da Farmacopeia Brasileira, Brazilian Health Surveillance Agency, Brasília, Brazil; Dr J. L. Mazert, France; Dr G. McGurk, Executive Inspector, Irish Medicines Board, Dublin, Ireland; Dr A. Mechkovski, Moscow, Russian Federation; Medicines and Healthcare Products Regulatory Agency, London, England; Medopharm, Chennai, Tamilnadu, India; Dr M. Mehmandoust, Agence nationale de sécurité du médicament et des produits de santé, Saint – Denis, France; Dr D. Mehta, Vigilance and Risk Management of Medicines, Medicines and Healthcare Products Regulatory Agency, London, England; Dr C. Mendy, Manager, Regulatory Policy, International Federation of Pharmaceutical Manufacturers and Associations, Geneva, Switzerland; Micro Labs Ltd, Kilpauk, Chennai, India; Dr M. Mikhail, Fresenius Kabi, Bad – Homburg, Germany; Dr J. H. McB. Miller, Ayr, Scotland; Dr O. Milling, Medicines Inspector, Medicines Control Division, Danish Medicines Agency, Copenhagen, Denmark; Dr S. Mills, Pharmaceutical Consultant, Ware, England; Ministry of Health, Government of Pakistan, Islamabad, Pakistan; Ministry of Health and Welfare, Tokyo, Japan; Dr J. Mitchell, GlaxoSmithKline, Belgium; Dr S. Moglate, United Nations Population Fund, UN City, Copenhagen, Denmark; Dr N. H. Mohd, Director General of Medical Supplies, Ministry of Health, Muscat, Oman; Ms N. H. Mohd Potri, Senior Assistant, Director, GMP and Licensing Division, Centre for Compliance and Licensing, National Pharmaceutical Control Bureau, Ministry of Health Malaysia, Petaling Jaya, Malaysia; Dr J. A. Molzon, Bethesda, MD, USA; Dr I. Moore, Product and Quality Assurance Manager, Croda Europe, Snaith, England; Dr J. Morénas, Assistant Director, Inspection and Companies Department, Agence nationale de sécurité du médicament et des produits de santé, Saint Denis, France; Dr K. Morimoto, Expert, Office of Review Management, Review Planning Division, Pharmaceutical and Medical Devices Agency, Tokyo, Japan; Dr J. M. Morris, Irish Medicines Board, Dublin, Ireland; Mr T. Moser, Galenica, Berne, Switzerland; Dr A. E. Muhairwe, Executive Secretary and Registrar, National Drug Authority, Kampala, Uganda; Dr. S. Mülbach, Director, Senior Regulatory Counsellor, Vifor Pharma, Glattbrugg, Switzerland; Ms C. Munyimba – Yeta, Director, Inspectorate and Licensing, Pharmaceutical Regulatory Authority, Lusaka, Zambia; Mylan Laboratories Limited, Drug Regulatory Affairs, Jinnaram Mandal, Andhra Pradesh, India; Ms N. Nan, Chief Pharmacist, National Institutes for Food and Drug Control, Beijing, People's Republic of China; Miss X. Nan, Project Officer, China Center for Pharmaceutical International Exchange, Beijing, People's Republic of China; Dr E. Narciandi, Head, Technology Transfer Department, Center for Genetic Engineering & Biotechnology, Havana, Cuba; National Agency of Drug and Food Control, Jakarta Pusat, Indonesia; National Authority of Medicines and Health Products (INFARMED), Directorate for the Evaluation of Medicinal Products, Lisbon, Portugal; National Institute of Drug Quality Control of Vietnam, Hanoi, Viet Nam; NBCD Working Group, Leiden, Netherlands; Dr R. Neri, Sanofi, Antony, France; Dr E. Nickličková, Inspector, State Institute for Drug Control, Prague, Czech Republic; Professor A. Nicolas, Radiopharmacien, Expert analyse, Pharmacie, Hôpital Brabois Adultes, Vandoeuvre, France; Dr H. K. Nielsen, Technical Specialist, Essential Medicines, Medicines and Nutrition Centre, UNICEF Supply Division, Copenhagen, Denmark; Professor B. Ning, Deputy Director, Division of Chemical Drugs, National Institutes for Food and Drug Control, Beijing, People's Republic of China; Dr P. Njaria, Head, Quality Assurance Unit and Instrumentation, National Quality Control Laboratory, Nairobi, Kenya; Dr K. Nodop, Inspections, European Medicines Agency, London, England; Novartis Group Quality, Novartis Campus, Basel, Switzerland; Professor A. Nunn, Formby, Liverpool, England; Dr A. Ojoo, United Nations Children's Fund, Copenhagen, Denmark; Mr S. O'Neill, Managing Director, The Compliance Group, Dublin, Ireland; Dr L. Oresic, Head, Quality Assurance Department, Croatian Agency for Medicinal Products and Medical Devices, Zagreb, Croatia; Dr P. B. Orhii, Director – General, National Agency for Food and Drug Administration and Control, Abuja, Nigeria; Dr N. Orphanos, International Programs Division, Bureau of Policy, Science, and International Programs, Therapeutic Products Directorate, Health Products & Food Branch, Health Canada, Ottawa, Canada; Professor T. L. Paál, Director – General, National Institute of Pharmacy, Budapest, Hungary; Dr P. R. Pabrai, New Delhi, India; Dr R. Pai, Johannesburg, South Africa; Mrs L. Paleshnuik, Arnprior, Ontario, Canada; Dr S. Parra, Manager, Generic Drugs Quality Division 1, Bureau of Pharmaceutical Sciences, Therapeutic Products Directorate, Health Canada, Ottawa, Ontario, Canada; Dr D. B. Patel, Secretary - General, Indian Drug Manufacturers' Association, Mumbai, India; Dr P. S. Patil, Umedica Laboratories Pvt. Ltd, Vapi, Gujarat, India; Dr S. R. Srinivas Patnala, Grahamstown, South Africa; Dr S. Patnala, Professor, Pharmaceutical Analysis and Coordinator, University Instrumentation Facility, KLE University, Belgaum, India; Dr A. Pazhayattil, Apotex Inc. , Toronto, Ontario, Canada; Mr C. Perrin, Pharmacist, International Union Against Tuberculosis and Lung Disease, Paris, France; Dr M. Phadke, Senior Manager, Analytical Research, IPCA Laboratories, Mumbai, India; Pharmaceutical Inspection Co - operation Scheme, Geneva, Switzerland; Dr B. Phillips, Medicines and Healthcare Products Regulatory Agency, London, England; Dr R. D. Pickett, Supanet, Bucks, England; Dr B. Pimentel, European Chemical Industry Council, Brussels, Belgium; Polychromix, Inc. , Wilmington, MA, USA; Dr A. Pontén - Engelhardt, Head of Stability Management, Global Quality, Operations, AstraZeneca, Södertälje, Sweden; Ms A. Poompanich, Bangkok, Thailand; Dr H. Potthast, Federal Institute for Drugs and Medical Devices, Berlin, Germany; Dr R. Prabhu, Regulatory Affairs Department, Cipla, Mumbai, India; Dr J. Prakash, Principal Scientific Officer, Indian Pharmacopoeia Commission, Raj Najar, Ghaziabad, India; Dr R. P. Prasad, Director, Department of Drug Administration, Kathmandu, Nepal; Ms S. J. Putter, Walmer, Port Elizabeth, South Africa; Quality Systems and Standards - Group Quality, Novartis Pharma AG, Basel, Switzerland; Ms M. - L. Rabouhans, Chiswick, London, England; Dr M. Rafi, Assistant Manager (Regulatory Affairs), HLL Lifecare Limited, Belgaum, Karnataka, India; Dr A. Rajan, Director, Celogen Lifescience & Technologies, Mumbai, India; Mr T. L. Rauber, Specialist in Health Surveillance, Agência Nacional de Vigilância Sanitária Agency, Brasilia, Brazil; Mr N. Raw, Inspection, Enforcement and Standards Division, Medicines and Healthcare Products Regulatory Agency, London, England; Mr N. Rech, Brazilian Pharmacopoeia, Brazilian Health Surveillance Agency, Brasilia, DF, Brazil; Dr J. – L. Robert, Service du Contrôle des Médicaments, Laboratoire National de Santé, Luxembourg; Dr S. Rönninger, Global Quality Manager, F. Hoffmann – La Roche, Basel, Switzerland; Dr J. Isasi Rosas, CNCC, Chorrillos, Lima, Peru; Dr N. Ruangrittinon, Bureau of Drug and Narcotic Department of Medical Sciences, Ministry of Public Health, Nonthaburi, Thailand; Dr L. A. Sotelo Ruiz, Comisión de Control Analíticoy Ampliación de Cobertura, Tlalpan, Distrito Federal, Mexico; Rusan Pharma Ltd, Selaqui, Dehradun, India; Dr E. I. Sakanyan, Director, Centre of the Pharmacopoeia and International Collaboration, Federal State Budgetary Institution, Scientific Centre for Expert Evaluation of Medicinal Products, Moscow, Russian Federation; Dr A. P. Sam, Merck, Netherlands; Dr C. Sánchez González, Adviser, Centre para el Control de Medicamentos, Equiposy Dispositivos Médicos, Havana, Cuba; Dr E. Moya Sánchez, Radiofarmaceutica – Evaluadora de Calidad, División de Química y Tecnología Farmacéutica, Departamento de Medicamentos de Uso Umano, Agencia Española de Medicamentosy Productos Sanitarios, Madrid, Spain; Sanofi Aventis, Antony, France; Dr G. Mendes Lima Santos, Coordinator of Therapeutic Equivalence, Brazilian Health Surveillance Agency, Brasilia, DF, Brazil; Dr L. M. Santos, Scientific Liaison – International Health, The United States Pharmacopeia, Rockville, MD, USA; Dr T. Sasaki, Pharmaceutical and Medical Devices Agency, Tokyo, Japan; Dr J. Satanarayana, Matrix Laboratories, Secunderabad, India; Dr B. Schmauser, Bundesinstitut für Arzneimittel und Medizinprodukte, Bonn, Germany; Dr A. Schuchmann, Brazil; Dr I. Seekkuarachchi, Project Manager, Takeda Pharmaceutical Co. , Osaka, Japan; Dr A. Seiter, Member, United States Pharmacopeia International Health Expert Committee, Rockville, MD, USA; Ms K. Sempf, Teaching Assistant, Institut für Pharmazeutische Technologie, Biozentrum, Johann Wolfgang Goethe – Universität, Frankfurt am Main, Germany; Dr U. Shah, Formulation Research Fellow, Cheshire, Merseyside & North Wales LRN, Medicines for Children Research Network, Royal Liverpool Children's NHS Trust, Liverpool, England; Dr R. Shaikh, Pakistan; Shasun Research Centre, Chennai, Tamil Nadu, India; Dr P. D. Sheth, Vice – President, International Pharmaceutical Federation, New Delhi, India; Ms R. Shimonovitz, Head of Inspectorates, Institute for Standardization and Control of Pharmaceuticals, Ministry of Health, Israel; Shin Poong Pharmaceutical Co., Ltd, Seoul, Republic of Korea: Dr P. G. Shrotriya, Ambli, Ahmedabad, India; Dr M. Sigonda, Director – General, Tanzania Food and Drugs Authority, Dar – es – Salaam, United Republic of Tanzania; Dr G. L. Singal, Drugs Controller of Haryana, Department of Health Services, Civil Dispensary, Panchkula, Haryana, India; Dr A. K. Singh, Daman, India; Dr G. N. Singh, Secretary – cum – Scientific Director, Government of India, Central Indian Pharmacopoeia Laboratory, Ministry of Health and Family Welfare, Raj Nagar, Ghaziabad, India; Dr S. Singh, Professor and Head, Department of Pharmaceutical Analysis, National Institute of Pharmaceutical Education and Research, Nagar, Punjab, India; Ms K. Sinivuo, Senior Researcher and Secretary, National Agency for Medicines, Helsinki, Finland; Dr L. Slamet, Jakarta Selatan, Indonesia; Mr D. Smith, Principal Scientist, SSI, Guateng, South Africa; Dr R. Smith, Wolfson Brain Imaging Centre, University of Cambridge, Cambridge, England; Dr N. Kumar Soam, Mankind Pharma Limited, Unit – Ⅱ, Vill. Kishanpura, Paonta Sahib, Disst. Sirmour, India; Dr M. Da Luz Carvalho Soares, Brazilian Pharmacopeia Coordinator, Brazilian Health Surveillance Agency, Brasilia, Brazil, Dr C. Sokhan, Deputy Director, Department of Drug and Food, Phnom Penh, Cambodia; Dr A. Spreitzhofer, AGES PharmMed, Vienna, Austria; Mr K. Srinivas, Group Legal Counsel, Trimulgherry, Secunderabad, Andhra Pradesh, India; State Regulatory Agency for Medical Activities, Ministry of Labour, Health and Social Affairs, Tbilisi, Georgia; Dr J. A. Steichen, Manager, Regulatory and Quality Compliance Services, Safis Solutions, LLC, Indianapolis, IN, USA; Dr Y. Stewart, Scientific, Technical and Regulatory Affairs, European Federation of Pharmaceutical Industries and Associations, Brussels, Belgium; Dr L. Stoppa, Inspections & Certifications Department, Manufacturing Authorisation Office, Italian Medicines Agency, Rome, Italy; Dr R. W. Stringham, Scientific Director, Drug Access Team, Clinton Health Access Initiative, Boston, MA, USA; Dr N. Sullivan, Director, Sensapharm, Sunderland, England; Dr D. Sun Cuilian, Senior Analytical Scientist, Pharmaceutical Laboratory, Pharmaceutical Division, Applied Sciences Group, Health Sciences Authority, Singapore; Mr Philip Sumner, Pfizer Global Engineering, New York, NY, USA; Dr S. Sur, Kiev, Ukraine; Dr E. Swanepoel, Head, Operations, Research Institute for Industrial Pharmacy, North – West University, Potchefstroom, South Africa; Professor M. Sznitowska, Department of Pharmaceutical Technology, Medical University of Gdansk, Gdansk, Poland; Dr D. Teitz, Manager, Bristol – Myers Squibb Company, New Brunswick, NJ, USA; Teva API Division, Petah Tiqva, Israel; Dr N. Thao, National Institute of Drug Quality Control, Hanoi, Viet Nam; Dr B. B. Thapa, Chief Drug Administrator, Department of Drug Administration, Ministry of Health and Population, Kathmandu, Nepal; Dr R. Torano, Pharmacopoeial Technical Expert, GlaxoSmithKline, Co. Durham, England; Dr P. Travis, Team Leader – Compendial Affairs Group, Pfizer Inc. , Parsippany, NJ, USA; Ms M. Treebamroong, Senior Pharmacist, Drug Quality and Safety, Department of Medical Sciences, Bureau of Drug and Narcotic, Ministry of Public Health, Nonthaburi, Thailand; Mr R. Tribe, Holder, ACT, Australia; Dr C. Tuleu, Senior Lecturer and Deputy Director, Department of Pharmaceutics and Centre for Paediatric Pharmacy Research, School of Pharmacy, University of London, London, England; Dr Richard Turner, British Pharmacopoeia Commission, Medicines and Healthcare Products Regulatory Agency, London, England; United States of America Food and Drug Administration, Center for Drug Evaluation and Research, Silver Spring, MD, USA; United States of America Food and Drug Administration, Office of Pediatric Therapeutics, Office of the Commissioner, Rockville, MD, USA; Ms E. Uramis, GMP Advisor, Oficina Central Polo Científico, Havana, Cuba; Dr A. R. T. Utami, National Agency for Drugs and Food Control, Jakarta Pusat, Indonesia; Validation and Qualification Department, Pharmaceutical Laboratory, Esteve, Spain; Mrs M. Vallender, Editor – in – Chief, British Pharmacopoeia Commission Secretariat, London, England; Mr M. van Bruggen, EU Liaison – Regulatory Intelligence, F. Hoffmann – La Roche, Basel, Switzerland; Mr F. Vandendriessche, Merck, Sharp and Dohme Europe, Brussels,

Belgium; Dr J. E. van Oudtshoorn, Pretoria, South Africa; Dr A. J. van Zyl, Sea Point, Cape Town, South Africa; Dr A. Kumar Velumury, Cipla Ltd, New Delhi, India; Mr A. Vezali Montai, Specialist in Regulation and GMP, Agência Nacional de Vigilância, Brasília, Brazil; Mrs L. Vignoli, Regulatory Affairs, Pharmaceuticals and Cosmetics, Roquette Cie, Lestren, France; Dr O. del Rosario Villalva Rojas, Executive Director, Quality Control Laboratories, National Quality Control Center, National Institute of Health, Lima, Peru; Mr L. Viornery, Agence nationale de sécurité du medicament et des produits de santé, Saint Denis, France; Dr L. Virgili, USA; Mr J. Wang, Deputy Commissioner, Dalian Food and Drug Administration, Dalian, Liaoning, People's Republic of China; Mr P. Wang, Deputy Secretary – General, Chinese Pharmacopoeia Commission, Beijing, People's Republic of China; Mrs T. Wang, Deputy Director, Shenzhen Municipal Institute for Drug Control, Shenzhen, People's Republic of China; Dr G. Wang'ang'a, Head, Microbiological and Medical Devices Units, National Quality Control Laboratory, Nairobi, Kenya; Dr A. Ward, Regulatory Affairs, Avecia Vaccines, Billingham, England; Dr D. Waters, Acting Scientific Operations Advisor, Office of Laboratories and Scientific Services, Therapeutic Goods Administration, Woden, ACT, Australia; Dr W. Watson, Associate Manager, CMC Regulatory Affairs, Gilead Sciences International, Cambridge, England; Professor W. Wieniawski, Polish Pharmaceutical Society, Warsaw, Poland; Dr J. Welink, Medicines Evaluation Board, Utrecht, Netherlands; Dr S. Wolfgang, US Food and Drug Administration, Silver Spring, MD, USA; Mr E. Wondemagegnehu Biwota, Addis Ababa, Ethiopia; World Self – Medication Industry, Ferney – Voltaire, France; Dr B. Wright, Group Manager, GMP/GDP, North East Region, Medicines Inspectorate, Medicines and Healthcare Products Regulatory Agency, York, England; Professor Z. – Y. Yang, Guangzhou Municipal Institute for Drug Control, Guangzhou, People's Republic of China; Professor Z. – Y. Yang, Member, United States Pharmacopeia International Health Expert Committee, Rockville, MD, USA; Dr D. Yi, Scientist, US Pharmacopeia, Rockville, MD, USA; Dr H. Yusufu, National Agency for Food and Drug Administration and Control, Abuja, Nigeria; Dr M. Zahn, Keltern, Germany; Dr H. Zhang, GMP Department Head, Center for Certification & Evaluation, Shanghai Food and Drug Administration, Shanghai, People's Republic of China; Dr T. Zimmer, CD Safety, Quality & Environmental Protection, Boehringer Ingelheim, Ingelheim, Germany; Dr N. Zvolinska, Deputy Director, Pharmaceutical Department, State Pharmacological Centre, Ministry of Health, Kiev, Ukraine; Mrs M. Zweygarth, Geneva, Switzerland.

附录

附录1 《国际药典》药品标准及相关文本的建立程序

引言

以下所述的流程,致力于保证药典标准起草过程透明并广泛征求意见,并能及时被《国际药典》收载。

受资源所限,每次世界卫生组织(WHO)药品标准专家委员会会议后,秘书处会公布会议通过的药品标准或通则文本,供《国际药典》收载。为与新策略一致,建议对药品标准的建立程序进行修改。

《国际药典》中的药品标准是评价世界卫生组织基本药物目录以及世界卫生组织治疗指南中相关药品质量的重要工具(基于药品的有效性和安全性)。

由比尔 & 梅琳达盖茨基金会和 UNITAID 资助的 WHO 药品认证项目,以及由联合国儿童基金会、全球抗击艾滋病基金会、肺结核和疟疾资助或者管理的 WHO 主要项目均在很大程度上依赖于《国际药典》的质量标准。

"批准计划表"对《国际药典》的药品标准和其他文本的起草和批准流程进行了概述。对于每一个药品标准征求意见的草案文件,均介绍了该标准的起草和批准的流程。标准建立的各个阶段如下。

■ 第一阶段:确定需要制定质量控制用药品标准的具体品种,并获得 WHO 基本药物司、专门的疾病控制项目和药品认证部门等 WHO 各有关部门的确认。确定是否还需要制定药物制剂中活性药物成分(APIs)的药品标准,更新《国际药典》的工作计划。

■ 第二阶段:如果可行,在有关各方的合作下,获得所选定的 APIs 以及药物制剂成品生产企业的详细联系方式。

■ 第三阶段:联系生产企业请求提供质量控制标准和样品。

■ 第四阶段:确定并联系项目合作的有关质量控制实验室(所联系实验室的数量,取决于在第一阶段已经确定的 APIs 和药物制剂成品的数量）。

　　■ 第五阶段：与合作实验室起草质量标准并开展必要的实验工作。

　　■ 第六阶段：检索并通过公开渠道获取药品质量控制标准的相关信息。

　　■ 第七阶段：必要时开展质量控制标准的实验室检验、研究和验证。

　　■ 第八阶段：遵循世界卫生组织专家委员会的咨询程序：向世界卫生组织药品标准和药典咨询委员会及相关专家发送药品标准草案，并在网站发布标准草案。

　　■ 第九阶段：联系合作企业，确定建立相关国际化学对照品（ICRS）用原料的可行性。

　　■ 第十阶段：支持 WHO 相关机构（欧洲药品质量管理局、欧洲理事会）建立 ICRS。

　　■ 第十一阶段：收集并整理在全球征求意见过程中收到的意见和建议。

　　■ 第十二阶段：讨论咨询过程中收到的意见，这些意见可能来自：合同实验室、WHO 合作中心或相关的 ICRS 研制机构；进行必要的补充试验，增加、确认和（或）验证药品标准项目。

　　■ 第十三阶段：根据咨询过程中收到的意见，以及合作实验室的测试结果，与委员和专家进行非正式的讨论。

　　■ 第十四阶段：公布草案并广泛征求意见。

　　■ 第十五阶段：重复阶段八到十五，直至形成供专家委员会审议通过的草案。

　　■ 第十六阶段：向世界卫生组织专家委员会提交可被正式批准的标准草案。如果没有获得通过，根据情况重复阶段八到十四。如果草案获得批准，进入第十七阶段。

　　■ 第十七阶段：修订稿吸收在讨论过程中达成一致的修订意见并进行编辑校对。

　　■ 第十八阶段：由于征求意见的截止时间（十二阶段和后续阶段）可能会滞后于相关咨询或 WHO 药品标准专家委员会会议的时间，因此，必要时还需考虑相关咨询会和专家会议后收到的意见和建议。

　　■ 第十九阶段：在《国际药典》发布或发行新的增补本前，需要委员和（或）合同实验室对修订后的文本进行最终确认。

　　■ 第二十阶段：将批准的文本收载到《国际药典》中。

附录2 关于《国际药典》放射性药物的更新机制

介绍

根据《国际药典》标准和其他文本修订程序的建议,《国际药典》中关于放射性药物的更新机制也作了类似的变更〔发布在世界卫生组织（WHO）药品标准专家委员会第四十八次报告附录1,WHO 技术报告丛书986,2014〕。

秘书处根据获得的必需资源的情况,拟在每次 WHO 药品标准专家委员会会议之后公布《国际药典》将收载的标准或通则。放射性药物更新程序的变更即反映了这种新的模式。

关于放射性药物的更新机制

根据世界卫生组织（WHO）技术报告丛书992,2015（附录1）所述《国际药典》（Ph. Int.）标准建立的正式程序,制定了下列程序以满足新增和修订放射性药物质量标准的需要,这是国际原子能机构（IAEA）和 WHO 联合开展的一个项目,并得到欧洲理事会（CoE）和其他机构的密切合作。

■ 阶段1:在 IAEA、WHO 和 CoE 专家联席会议上确定需要修订和（或）新增的放射性药物质量标准,随后经 IAEA 和 WHO 确认。指定放射性药物专家对资料进行审评,并根据情况提出增加、删除或修订建议。《国际药典》网站也及时更新并发布当前的工作计划。

■ 阶段2:确定《欧洲药典》等药典和核医学资源中可获得的质量标准信息,安排起草相关药品标准草案。

该项工作由 IAEA 提供支持,由专家个人和顾问通过研究合同和（或）咨询会议方式开展。IAEA 将邀请有药典经验的相关专家加强这项工作的科学性。

■ 阶段3:向 IAEA 技术官员、WHO 国际药典与药品标准咨询专家组成员以及有关专家发送质量标准草案,并按照 WHO 药品标准专家委员会与 IAEA 的协商程序在《国际药典》网站上发布草案。

■阶段4：WHO 将收到的反馈意见转发给 IAEA，供 IAEA 专家审评。

■阶段5：如果适用，在协商阶段由以下几方讨论反馈意见：IAEA 专家、合同实验室、国际化学对照品协作中心［如果涉及对照品，由欧洲药品质量管理局（EDQM）确认］以及必需的专门机构。必要时由 IAEA 和 EDQM 进行进一步的评估。

■阶段6：将 IAEA 的审评结果发送至 WHO。

■阶段7：将标准草案重新征求意见，如阶段 3 所述。

■阶段8：重复阶段 3~7，直到起草的草案被采纳。

■阶段9：将草案提交给 WHO 药品标准专家委员会，以便正式采纳。如果不被采纳，根据需要重复阶段 3~7。如果草案被采纳，进入阶段 10。

■阶段10：采纳讨论期间达成一致的所有修订意见及编辑修订意见。

■阶段11：在任何情况下，《国际药典》网站公布及发布《国际药典》新版本或增补本之前，须由 IAEA 专家对修订后的文本进行确认。

■阶段12：在《国际药典》中收载通过的文本。

附录3 药品生产质量管理规范指导原则：验证

附件7：非无菌生产工艺的验证[1]

背景

目前，药品生产质量管理规范补充指导原则附件中关于验证的内容包括：

附件1. 加热、通风和空调系统的验证

附件2. 制药用水系统的验证

附件3. 清洁验证

附件4. 分析方法验证

附件5. 计算机系统的验证

附件6. 系统和设备的确证

附件7. 非无菌生产工艺的验证——修订文本在本附录中

1. 背景与范围
2. 术语表
3. 概述
4. 工艺设计
5. 工艺确证
6. 持续工艺确认
7. 变更管理

参考文献

1　药品生产质量管理规范的补充指导原则：验证．世界卫生组织药品标准专家委员会第四十次技术报告．日内瓦：世界卫生组织；2006：附录4（世界卫生组织技术报告系列，No. 937）。

1. 背景与范围

药品生产质量管理规范（GMP）补充指导原则中的验证部分，已在世界卫生组织技术报告系列第 937 号（1）中发表，为进一步完善当前 GMP 文本，特发布本附加指导原则。这些指导原则旨在根据世界卫生组织和人用药品注册技术要求国际协调组织（ICH）提出的质量源于设计（QbD）和质量风险管理（QRM）要求，为开展工艺验证提供进一步的指导。

这些指导原则允许采用不同方法进行工艺验证。该指导原则主要适用于非无菌药物剂型。类似的方法可能也适用于原料药（APIs）和无菌产品［参照世界卫生组织技术报告系列第 957 号，附录 2（2）和世界卫生组织技术报告系列第 961 号，附录 6（3）］。

推荐采用基于风险和生命周期的验证方法。

由于当前关注的是药品全生命周期的管理，因此，产品和工艺研发的全面知识、以往的生产经验和 QRM 原则对于工艺验证的所有方法都是非常必要的。生命周期方法关系到产品和工艺研发、商业化生产工艺的验证以及常规市售产品的生产工艺的持续可控。

推荐使用包括原位（测试时不需要从工艺流线取样，可以是侵入式或非侵入式检测。）、在线（测试时需要从工艺流线将样品取出，并且可能再次回到工艺流线）和（或）离线（测试时样品从工艺流线上移除或隔开，在一个密闭的接近工艺流线的地方进行测试）等监控方式的过程分析技术（PAT），确保生产过程处于可控状态。

2. 术语表

下面给出的定义适用于本指导原则，但在其他文件中可能有不同含义。

离线（at – line） 测试时样品从工艺流线上移除或隔开，在一个密闭的接近工艺流线的地方进行测试。

同步验证 指在下列特殊情况下，不能获得连续生产多批次产品的数据，对常规市售产品的工艺验证：只生产了数量有限的批次、批的生产频次低，或者该批次是在验证工艺进行变更的条件下生产的。在对批次产品进行充分的监控和检测的基础上，可在工艺验证完成前经评估放行。

控制策略　源自对当前产品和工艺的理解而制定的一套控制措施，保证工艺稳定和产品质量。控制措施应包含：与 API、制剂成品及有关物料和组分的相关性能和参数；设施和设备的操作条件；过程控制；制剂成品的质量标准、方法、监测与控制的频次。

持续的工艺确认　证明商业化的生产工艺保持良好受控状态的科学文件。

关键工艺参数　该工艺参数的变更会对产品质量产生重大影响，因此应该被监测和（或）控制，以保证产品达到期望的质量。

关键质量指标　为保证产品符合预期质量，需要控制在适当的限度、范围或分布内的，一个物料或产品的物理、化学、生物或微生物的属性或特征。

原位（in‐line）　测试时不需要从工艺流线取样，可以是侵入式或非侵入式检测。

生命周期　一个产品从最初的研发到上市，直至停产所经历的所有阶段〔ICHQ8（4）〕。

矩阵分析方法或括号法　括号法是单一参数或变量的评价方法，通过括号法确定参数或变量的边界条件，在验证过程中评估这些参数或变量的可能跨度。例如，括号法可以应用于工艺参数、多件相同的设备和（或）同一产品的不同尺寸。使用这个措施的依据应当论证、记录并经批准。

矩阵法是涉及多个参数或变量的评价方法，通过使用多维矩阵来鉴别参数或变量组合的最差和极限条件。在工艺验证过程中会使用到这些条件，而不是验证所有的组合形式。在相似产品的产品族中使用矩阵法会很有意义（例如，相同产品在不同生产阶段的优势或不同产品类似的密闭包装阶段）。使用这个措施的依据应当论证、记录并经批准。

矩阵法或括号法的设计如果不能论证其批次、产品、剂量或容器尺寸等的极端限度，则不考虑其适用性。对于那些排除在外的情况应当是对工艺性能没有风险的。

在线（on‐line）　测试时需要从工艺流线将样品取出，并且可能再次回到工艺流线。

药品质量体系　用于指导和控制药品生产企业的有关质量活

动的管理系统。

工艺确证　就是涵盖了实际设施、公共设施、设备（均已验收）、接受过培训的专门人员、商业化生产工艺、生产商业批次的控制程序和要素；确认工艺设计并证明商业生产工艺符合预期的程序。

工艺验证　对从工艺设计阶段到商业生产阶段的数据进行收集和评估，这些数据为工艺能够持续提供满足预期标准和质量属性的产品提供了科学依据。

产品质量目标特性　一种预先做出的药品质量特性概述，综合考虑药品的安全性和有效性，并在理论上能够确保药品符合预期的质量要求。产品质量目标特性是药品研发的设计基础。产品质量目标特性主要考虑以下方面：

（1）临床预期应用、给药途径、剂型、药物递送系统；

（2）制剂规格；

（3）密封系统；

（4）具有治疗功能的成分的释放或转运；以及与研发的药物制剂成品剂型相关的影响药代动力学特征的指标（如溶出度、空气动力学表现）；

（5）与拟上市产品相关的药品质量标准（例如，无菌、纯度、稳定性和释放度）。

实时放行检验　根据工艺数据（一般包括物料特性的测量值与工艺控制的有效组合）评价和保证工艺过程中的物料和（或）最终产品质量的能力。

受控状态　指在此状态下，设定的控制条件能够为持续的工艺表现和产品质量始终如一地提供保障。

3. 概述

所有产品均应生成工艺验证数据，以证明生产工艺的充分合理性。所实施的验证应符合 GMP 要求，验证数据应保留在生产场所，检查时应便于获取。

工艺验证与产品从工艺设计阶段到商业化生产的整个生命周期中数据收集和评估过程紧密相关，提供科学证据证明一个工艺可以持续地生产符合质量标准的产品。

应采用风险评估方法来确定工艺和起始物料的变动可能影响产品质量的范围和深度。应在产品生命周期的不同阶段，根据设计阶段所实施的相关研究以及对工艺的理解，确定关键步骤和关键工艺参数，并对合理性进行说明及记录。在工艺验证和确证期间，应对关键工艺参数进行监测。

对验证的工艺中的所有操作和控制，绘制流程图有助于验证的顺利开展。在对一个给定的操作实施 QRM 时，也应考虑该操作前后的步骤。适当时，应对流程图进行修正，修正内容应记录并作为验证文件的一部分。

生产企业应保证按本指导原则中所述工艺验证的原则实施工艺验证。这包括工艺设计、放大、厂房确证、公用系统和设备和工艺性能验收、持续工艺确认等各环节的验证，以保证工艺保持在受控状态。

工艺验证的目的是保证：

（1）工艺设计经过评估，显示出工艺具可重复性、可靠性和耐用性；

（2）商业生产工艺的确定性，并处于监测和控制之下；

（3）保证工艺持续保持在受控状态。

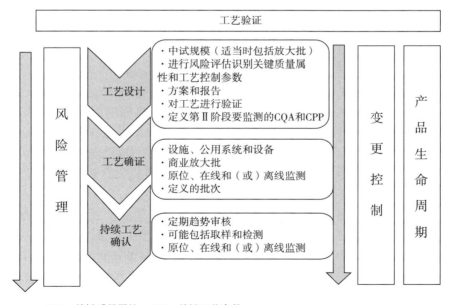

CQA：关键质量属性；CPP：关键工艺参数

图 A3 –1　工艺验证各阶段

验证应包括生产产品的所有规格，各生产场所的验证程度应根据风险评估来确定。可以使用矩阵法或括号法（分组法），这些方法的使用也应该是基于适当的风险评估。

可采用不同的工艺验证方法，包括：传统工艺验证（包括前验证和同步验证）；工艺设计、工艺确证和持续工艺确认；传统工艺验证方法与指导原则所述的新方法相结合验证。如果对工艺进行了变更，则需要对历史数据进行评估。

生产企业应有计划地实施新的工艺验证方法，包括工艺设计、工艺确认和持续工艺确认，并贯穿产品的整个生命周期。

图 A3-1 所示为新的工艺验证方法的不同阶段。

4. 工艺设计

在药品生命周期管理模式下，验证的重点从商业化规模批次转移至研发阶段。产品研究活动为工艺设计阶段提供了关键的信息，比如剂型、质量特性和基本生产途径。能代表商业工艺的实验室或中试模型可用于预测变动性。

工艺设计一般应包括试验设计、工艺研发、临床研究用产品的生产、中试规模批次和技术转移。在产品研发期间应对工艺设计进行确认。

工艺设计应包括物料的选择、预期的生产变动、生产技术/工艺的选择、对形成整个生产工艺的单个工艺环节的确证、过程控制/检测/检查的选择及其控制策略的适用性。

作为工艺验证生命周期的一部分，一些工艺验证研究可能需要在中试批次中实施（对应至少 10% 的批量或 100000 个制剂单位，取其中数量大者）。如果批量更小，和（或）工艺与特定设备的几何形状和容积相关，则可能需要提供生产规模批的验证数据。

工艺确证和持续工艺确认应保持与工艺设计的紧密关联性，并在产品研发的关键研究用特定批次的生产中参考，比如用于关键临床评估（生物批即多来源药品的生物等效研究用批次）和毒理研究的批次。工艺设计阶段验证批数应适当且充分，应包括（但不仅限于）预期的起始物料变更，确认设备和生产技术的适用性。基于统计学的试验设计方法在此阶段会有所帮助。应适当记录验证的过程和结果。

应起草研发报告和（或）技术转移文件，该文件应由研发人员正式审核并批准，并由生产、工程和质量部人员正式接收。该文件应包括 QTPP、预期临床表现、物料的账单、批准的供应商、制剂成品质量标准和检测方法、工艺过程控制用质量标准、推荐的设备、生产工艺规程记录、包装工艺规程记录、稳定性报告、关键质量指标、关键工艺参数、批件比较、处方研究批数据、稳定性试验批、临床/生物批和放大批等信息。应能方便地在生产场所获得该文件。

工艺设计的目的是设计出适当的工艺用于日常商业化生产，并持续地生产出符合质量标准的产品。

5. 工艺确证

在验证生产工艺之前，人员、设施、公用系统、支持性系统和设备应经过适当的确证。在验证过程中要考虑物料、环境控制、测量系统、仪器和方法等因素。设备的确证阶段可以包括设计、安装、运行和性能［更多细节参见世界卫生组织第937号技术报告附录4（1）］。

传统验证方法中，通常认为三批是可接受的工艺验证批次，但是，验证批次数应基于风险评估来进行论证，其中应包括工艺设计阶段结果的偏离、物料变更、产品从何地转移而来，以及要转移到何处去生产等产品历史信息。生产企业应确定在哪个阶段进行工艺验证，根据什么作出这样的决定。企业的决定应包括基于工艺复杂性、预期的工艺变动以及关键质量指标（CQA）等信息，对验证批次数量的合理说明。商业化销售前，药品生命周期管理要求成功完成工艺性能阶段的确证。

从中试到商业批的放大时应进行风险评估。工艺确证应确认批量放大不会对产品特性有负面影响，按照既定的参数范围进行操作的工艺，可以持续生产出具备所有CQA和控制策略要求的产品。

产品上市前应对商业规模批进行工艺确认。

广泛应用原位、在线和离线控制技术可以及时监测工艺性能和产品质量。应收集入库物料或组分、中间体和制剂成品的相关质量指标结果，这些信息应包括质量指标、参数和终点的确认，以及CQA和关键工艺参数（CPP）趋势的评估结果。可以使用过程分析技术应用工具和多变量统计过程控制。

鼓励生产企业实施新的验证方法，以保证工艺具有确切并可接受的能力。由于全面实施本方法可能需要一定的时间，在过渡时间内采用传统的前验证和同步验证方法（不经常使用，仅限于

第 2 部分所述的情形）也可以被接受。如果具有适当的控制，基于科学论述和风险管理原则，将传统工艺验证方法中的元素与新的持续工艺确认方法相结合是可以接受的。

应根据工艺验证方案进行验证。本阶段工艺验证需要有书面的方案。方案应包括或参考至少以下内容：

（1）生产条件，包括运行参数、工艺限度和组分（原料）等信息；

（2）应收集的数据，以及这些数据在什么时间进行怎样的评估；

（3）应实施的检测或监测的类型（过程控制、放行、研究），以及各重要工艺步骤的判定标准；

（4）经过科学论证的取样计划，包括各单元操作和指标的取样点、样品数量和取样频次；

（5）拟进行额外监测的批次数量；

（6）用于工艺、中间体物料和产品测量的分析方法的验证状态；

（7）所用统计学模型或工具的描述；

（8）由适当的部门和质量部门对方案进行审核和批准；

（9）工艺描述；

（10）所用设备和（或）设施的详细说明（包括测量和记录设备），及其校正状态；

（11）应进行监测的变更及适当的论证信息；

（12）抽取的样品——谁、在什么地方、什么时间、如何取、取多少（样品数量）；

（13）应监测的产品性能特点或指标，以及检测方法；

（14）判定限度；

（15）人员职责；

（16）记录和评估结果的详细方法，包括统计学分析。

应收集相关数据，并按既定的判定标准进行审核，并全部记录在工艺验证报告中。报告应反映验证方案的要求。可以使用方案报告二合一的方式，但是，这样的报告设计必须保证内容的清晰，并留有足够的空间来记录结果。结论应明确结果符合判定标准。应对所有偏差（包括废弃的研究）进行解释和说明。

包括操作限度和总体工艺控制策略的计划商业生产和控制记录，应进入下一阶段进行确认。

6. 持续工艺确认

在完成工艺设计和工艺确证后，生产企业应监测商业批次的产品质量，提供证据证明在产品的生命周期中工艺均保持受控。

工艺确认的范围和深度可能会受到许多因素的影响，包括：

（1）预研究以及类似产品和（或）工艺生产的知识；

（2）通过研发过程和商业生产经验获得的对工艺理解的深刻度；

（3）产品和（或）生产工艺的复杂性；

（4）所采用工艺的自动化和分析技术的水平；

（5）对于已上市的产品，适当时应参照自商业生产以来产品生命周期中工艺的耐用性和生产历史。

生产企业应描述工艺确认策略的适当性和可行性（在方案中），包括应监测的工艺参数和物料指标，以及使用的经过验证的分析方法。生产企业应明确：

（1）拟实施的检测和监测的类型；

（2）拟应用的判定标准；

（3）如何收集待评估的数据，以及需要采取的措施。

应对所有使用的统计学模型或工具进行描述。如果采用的是连续工艺，则应根据工艺的复杂性、预期的变动以及企业的生产经验，说明需要进行验证的商业工艺步骤。

增加取样和监测时间段有助于增加对工艺的理解，成为持续改进的一部分。应收集进厂物料或组件的质量、中间体和成品的结果、不合格产品的信息等工艺趋势的相关信息，并对相关数据进行评估以确认原始工艺验证的有效性，或确定需要对控制策略采取的变更信息。

在整个产品的生命周期中，应对持续工艺确认的范围进行定期审核，必要时进行修订。

7. 变更管理

在计划对已有系统或工艺进行变更时，生产企业应遵守变更控制程序。

变更控制程序和记录应保证所有信息均被完整记录和批准，包括管理机构的批准（变更）。

应有充分的数据证明修订后的工艺会使产品保持稳定的质量并持续符合批准的质量标准。

当计划对生产和（或）控制程序进行变更时，应考虑是否需要进行验证。根据风险评估，需要进行再验证的变更可能包括（但不仅限于）：

（1）工艺规程中的处方、方法、起始物料生产商、起始物料生产工艺、辅料生产商、辅料生产工艺的变更；

（2）仪器或设备的变更（例如，增加自动检测系统）；

（3）可能影响工艺的与设备校正和维护保养相关的变更；

（4）生产区域和支持性系统的变更（例如，区域重新规划或引入新的水处理方法）；

（5）生产工艺变更（例如，混合时间、干燥温度）；

（6）工艺转移至另一场所；

（7）计划外变更（例如，由于自检或常规工艺趋势数据分析中发现的问题引起的变更）；

（8）标准操作规程的变更；

（9）清洁和卫生程序的变更。

根据拟变更的性质，变更控制程序应考虑现有已批准的质量标准是否足以控制实施变更后的产品。

参考文献

1. Supplementary guidelines on good manufacturing practices：validation. In：WHO Expert Committee on Specifications for Pharmaceutical Preparations：fortieth report. Geneva：World Health Organization；2006：Annex 4（WHO Technical Report Series，No. 937）.

2. WHO good manufacturing practices for active pharmaceutical ingredients. In：WHO Expert Committee on Specifications for Pharmaceutical Preparations：forty – fourth report. Geneva：World Health Organization；2010：Annex 2（WHO Technical Report Series，No. 957）.

3. WHO good manufacturing practices for sterile pharmaceutical products. In：WHO Expert Committee on Specifications for Pharmaceutical Preparations：forty – fifth report. Geneva：World Health Organization；2011：Annex 6（WHO Technical Report Series，No. 961）.

4. ICH harmonised tripartite guideline，pharmaceutical development Q8（R2），Current Step 4 version，dated August 2009（http：//www. ich. org/fileadmin/Public_ Web_ Site/ICH_ Products/Guidelines/ Quality/Q8_ R1/Step4/Q8_ R2_ Guideline. pdf，accessed 15 January 2014）.

延伸阅读

Guideline on process validation. London: Committee for Medicinal Products for Human Use (CHMP), Committee for Medicinal Products for Veterinary Use (CVMP); 2012 (EMA/CHMP/CVMP/QWP/70278/2012 – Rev1) (http://www.ema.europa.eu/docs/en_GB/document_library/Scientific_guideline/2012/04/WC500125399.pdf, accessed 15 January 2015).

Guidance for industry. Process validation: general principles and practices. Silver Spring (MD): US Department of Health and Human Services, Food and Drug Administration, Center for Drug Evaluation and Research (CDER), Center for Biologics Evaluation and Research (CBER), Center for Veterinary Medicine (CVM); 2011 (Current Good Manufacturing Practices (CGMP) Revision 1).

ICH harmonised tripartite guideline, quality risk management, Q9, Current Step 4 version, dated 9 November 2005.

ICH harmonised tripartite guideline, pharmaceutical quality system, Q10, Current Step 4 version, dated 4 June 2008 (http://www.ich.org/products/guidelines/quality/article/quality – guidelines.html, accessed 15 January 2014).

Quality assurance of pharmaceuticals. WHO guidelines, related guidance and GXP training materials. Geneva: World Health Organization; 2014 (CD – ROM).

WHO good manufacturing practices: main principles for pharmaceutical products. In: WHO Expert Committee on Specifications for Pharmaceutical Preparations: forty – eighth report. Geneva: World Health Organization; 2014: Annex 2 (WHO Technical Report Series, No. 986 (http://www.who.int/medicines/areas/quality_safety/quality_assurance/GMPPharmaceuticalProductsMainPrinciplesTRS961Annex3.pdf, accessed 15 January 2015).

WHO guidelines on quality risk management. In: WHO Expert Committee on Specifications for Pharmaceutical Preparations: forty – seventh report. Geneva: World Health Organization; 2013: Annex 2 (WHO Technical Report Series, No. 981).

附录 4　关于保存期限研究
（hold – time studies）的一般指南

1. 简介与背景
2. 术语表
3. 适用范围
4. 考虑要点

参考文献

1. 简介与背景

药品生产企业应确保生产的产品安全、有效并且质量需满足使用要求。应制定适当的系统，确保根据经过验证的工艺和确定的程序生产药品。生产工艺应保证能够持续地生产出符合质量标准、质量稳定的药品。

药品生产质量管理规范（GMP）要求制定适当的管理措施，保证生产过程中的原材料、包装材料、中间体、散装成品和制剂成品在适当的条件下存储。存储的条件应当对最终包装之前的起始物料、中间体和散装成品在后续工艺的稳定性、安全性、有效性和质量不造成不良影响。应该建立可接受的最长保存期限，保证中间体和散装成品在等待下一个程序前的保存时限内，不会发生产品质量不符合标准的情况。通常情况下，中间体和散装成品的存储应不得超过规定的保存期限。

确定最长的保存期限应有相关数据的支持。研究时间可能会超出所选的最长期限，但没有必要将研究时间延长到产品不合格的极限时段。

2. 术语表

本指导原则中使用的重要术语定义如下。在其他语境中这些术语可能有不同的含义。

散装成品 任何已完成所有加工工序，但还未进行最后包装的药品。

中间体 已经完成部分加工工序，在成为散装成品之前必须经过进一步工序处理的产品。

3. 适用范围

这些指导原则主要适用于非无菌固体制剂生产中的保存期限研究的设计。本文件中的许多原则也适用于液体制剂、乳膏和软膏剂等其他剂型。这些指导原则不涉及清洁验证中的保存期限，也不适用于活性药物成分（APIs）或生物制品的生产。

起草指导原则的目的是为药品生产企业和 GMP 检查员提供基本指南。本文件不是具体论述如何建立保存期限的程序，而是强调在保存期限研究设计中应当关注的事宜。

生产企业应收集可靠的科学数据，证明生产过程中的原料、包材、中间体和散装成品：①在进行下一工序前能保持适当的质量；②符合标准。

制剂成品应符合放行标准。

4. 考虑要点

保存期限被视为一个时间限度，在规定条件下保存的物料（制剂生产过程中的原料、中间体和待包装的散装成品）在该时限内可以保持质量符合标准。

保存期限研究建立了不同生产工序物料保存的时间限度，可保证产品的质量在保存期限内符合标准。研究的设计应反映各工序的保存期限。

保存期限通常应在产品上市前确定。在工艺、设备、存贮条件、起始物料或包材变更的风险评估中应考虑是否需要进一步进行保存期限研究的评估。在研发过程中的中试规模批或放大生产过程中可进行保存期限的研究，在商业规模批工艺验证中应进行保存期限的确认（1）。还可以从生产过程发生的偏差调查中收集更多的信息。

生产企业可以利用工艺流程图对生产过程进行审核，将生产工艺的关键工序根据需要特殊存贮和加工过程所需的时间、连续生产批间的典型间隔时间以及环境和存贮条件的潜在影响进行划分。

例如，对于需要包衣的口服片剂，可以考虑以下工序：

（1）黏合剂制备到制粒——考虑制粒；

（2）湿法制粒到干燥——考虑颗粒的干燥过程；

（3）干燥后的颗粒到加润滑剂混合——考虑加入润滑剂的混合过程；

（4）混合到压片；

（5）压片到包衣——考虑片芯；

（6）包衣溶液到制备——考虑包衣溶液；

（7）包衣到包装——考虑散装包衣片；

（8）包衣到包装至散装成品；

（9）散装成品的包装至制剂成品。

应遵守书面的方案、程序或计划，书面文件应包括需要实施

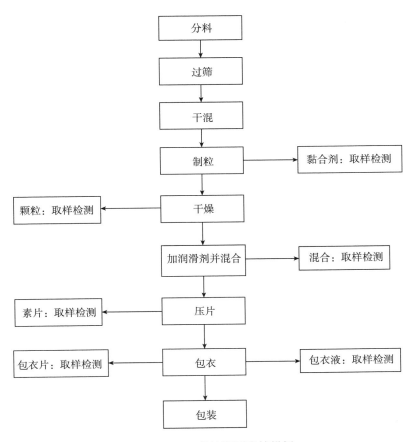

图 A4 –1　工艺流程图审核样例

的活动、适合于物料或产品的检验项目和判定标准。方案和报告
通常应包括以下内容：标题、文件编号、版本号、日期、目标、
范围、职责、流程、物料或产品的描述、样品量、取样方法和标
准、判定限度、取样频次、取样点、样本汇集、存贮条件、容器
类型、分析方法、结果、结论、建议、签名和日期。判定标准通
常会比注册的质量标准更严格，以保证原料得到良好的控制。在
设定质量标准时，需要考虑所有已知的稳定性趋势。

对于特定的产品，还需要考虑微生物方面的问题，适当时应
在研究中包含该项目。

所有散装中间体和产品应使用经过验证的可以指示稳定性的
方法进行检测。

通常可以使用一批或多批物料、中间体或产品来确定保存期
限。可以使用基于风险的方法来确定批次数，同时考虑物料的特

性和其他相关信息。进行保存期限研究的物料或产品批次的代表性样品要保存至指定的时限。应根据保存在生产中使用的原装或模拟容器中的物料研究结果确定每类物料的保存期限。用于保存期限研究的样品存贮所用的容器应与生产中所用的包装相同，当实际包装过大时，可使用一个相当的容器（材质相同，使用与生产相同的密闭系统）。如果在保存期限测试中必须减小容器尺寸，需要进行论证。

在生产和（或）暂存过程中用于存贮散装物料的容器的顶部空间非常重要，例如因为氧化可能引起降解的风险，所以保存期限研究应涵盖代表最差情形时的条件。在这种情况下，顶部空间与受试容器容量的比例应至少大于常规生产中可能的最大情形（特别要考虑部分填充的容器）。样品存贮的环境条件应与暂存区域/生产工序的条件相同。应建立并遵守取样计划，按不同时间间隔取样检测。应根据批量、时间间隔和检验项目计算所需的样品数量。应将检测结果与质控样品的初始数据进行比较。适当时，也可将样品汇集后统一分析，例如，将样品合并分析不会导致单独样品分析可检出的问题被忽略。

适当时，应将所获得的数据进行统计学分析，确定趋势，以便制定合理的判定限度和保存时间。

当从中间体或散装成品开始生产，并进行保存期限研究的制剂成品批次，在中间时间点到货架期期间的数据显示出不良趋势或持续偏移时，应考虑用作长期稳定性试验。产品的货架时间－不考虑保存期限－应从活性成分与其他成分混合的时间开始计算。通常，中间体和散装成品的存贮时间不应超过规定的保存期限。

表 A4－1 所示为包衣片进行保存期限研究的工序、研究时间点及检测项目案例。

表 A4－1　根据风险评估和特定产品需求拟定的工序、研究时间点及检测项目案例

工序	根据质量标准进行的检测项目	研究时间点
黏合剂制备	微生物限度、外观、黏度（适用时）	第 0、2、5、8 小时 淀粉：第 0、2、5 小时

工序	根据质量标准进行的检测项目	研究时间点
分散剂制备（包括制粒软材、包衣溶液和包衣混悬液）	物理外观、比重、黏度、沉降、微生物限度	第 0、12、24、36、48、60、72 小时
颗粒	性状、含量、有关物质、干燥失重、水分、粒径分布、堆密度、振实密度、休止角	第 0、15、30、45 天
混合	微生物限度、干燥失重、混合均一性、粒径分布、堆密度/振实密度	第 0、15、30、45 天
素片–未包衣（散装容器中）	性状、硬度、厚度、脆碎度、崩解、溶出度或溶出曲线、含量、降解产物/有关物质、含量均匀度、微生物限度	第 0、30、45、60、90 天
包衣后片剂（散装容器中）	性状、外观或目视检查、硬度、厚度、脆碎度、崩解、溶出度或溶出曲线、含量、降解产物/有关物质、水分、微生物限度	第 0、30、45、60、90 天

参考文献

1. GMP 补充指导原则：验证，非无菌生产工艺的验证。WHO 药品标准专家委员会：第 49 次报告，日内瓦，WHO，2015：附录 3（WHO 技术系列报告第 992 号）。

附录 5　关于时间和温度敏感药品储存运输指南的技术补充

（WHO 技术报告系列，2011 年第 961 号），附录 9

1. 技术补充系列

　　1.1　涵盖的议题

　　1.2　目标人群

　　1.3　文件起草和审核程序

补充文本 1　储存设施场地的选择

补充文本 2　储存设施的设计和采购

补充文本 3　储存设施容量的预测

补充文本 4　建筑安全和消防

补充文本 5　储存设施的维护

补充文本 6　混合储存区域的温湿度监控系统

补充文本 7　温控储存区域的确证

补充文本 8　储存区域的温度分布

补充文本 9　制冷设备维护

补充文本 10　温度控制和监控设备的准确度检查

补充文本 11　陆路冷藏运输工具的确证

补充文本 12　陆路和航空的温控运输

补充文本 13　海运包装容器的确证

补充文本 14　运输路线概况

补充文本 15　运输的温湿度监控系统

补充文本 16　制冷设备的环境管理

1. 技术补充系列

本技术补充系列是对《时间和温度敏感药品储存运输指南》（WHO 技术报告系列，2011 年第 961 号，附录 9）[1] 所述建议的扩充。该文件制定了关于时间和温度敏感药品（TTSPPs）安全储存和分销的基本要求。

指南文件在前言中指出"……应起草补充文件指导用户满足指南文件要求，特别是在资源短缺的地方"。起草本文件中的每个技术补充文本就是为了提供更多的具体指导；每一个补充文本都对应于上述运输指南中的具体条款。16 个文件全部采用标准格式写成，并且每一个文件都链接了相关参考文献。这些文献材料大部分可在网上免费获取。为避免购买图书和杂志带来的困难，将参考的印刷出版物减至最少。

1.1 涵盖的议题

表格 A5 - 1 列出了补充文本的标题以及对应的运输指南中的章节。

表格 A5 - 1　补充文本的标题以及对应的运输指南中的章节

标题	章节
1. 储存设施场地的选择	章节 2
2. 储存设施的设计	章节 2 ~ 5
3. 储存设施容量的预测	章节 3.1 ~ 3.4
4. 建筑安全和消防	章节 3.7
5. 储存设施的维护	章节 3.10
6. 混合储存区域的温湿度监控系统	章节 4.5.2，4.5.4
7. 温控储存区域的确证	章节 4.7
8. 储存区域的温度分布	章节 4.7
9. 制冷设备维护	章节 4.9
10. 温度控制和监控设备的准确度检查	章节 4.10
11. 陆路冷藏运输工具的确证	章节 6.4，6.5

1　http：//www.who.int/medicines/areas/quality_ safety/quality_ assurance/ModelGuidanceForStorageTransportTRS961Annex9.pdf? ua =1.

标题	章节
12. 陆路和航空的温控运输	章节 6.5，9
13. 海运包装容器的确证	章节 6.8.1～6.8.4
14. 运输路线概况	章节 6.8.3，6.8.4
15. 运输的温湿度监控系统	章节 6.5，9
16. 制冷设备的环境管理	章节 10.2

1.2 目标人群

指南文件和技术补充文本的目标人群包括监管者以及来自企业、政府和国际机构的物流人员与药学专业人员。

1.3 文件起草和审核程序

技术补充文件由专家起草。16 个补充文件均通过了相应的编辑和公共审核程序。

1. 每个文件均经历多轮咨询及多次编辑，期间有多个版本的草稿。

2. 对缩略词和术语定义进行了协调。

3. 2014 年年中在 WHO 官网上发布了征求意见草稿。多个个人和组织提出了修订意见和建议。

4. 由编辑将反馈意见整理后提交作者进行第一次审核。

5. 将反馈意见按照"接受""拒绝""待讨论"三类体现在修改后的文件中。新的草案提交作者进行第二次审核。

6. 编辑在作者回复的基础上起草最终草案，并经检查、审核后签署文本草案。

7. 在最终意见稿的基础上，起草文本清样供药品标准专家委员会和生物制品标准化专家委员会审议。

以下是 16 个技术补充文件的目录。所有文件的电子文本可以在药品质量保证（2015 及其更新版）的 CD－ROM 和网上获取[1]。

1　http：//www.who.int/medicines/areas/quality_safety/quality_assurance.

补充文本1 储存设施场地的选择

时间和温度敏感药品储存运输指南（WHO 技术报告系列，2011 第961 号，附录9）。

目录

致谢

缩略语

术语

补充文本 2 储存设施的设计和采购

时间和温度敏感药品储存运输指南（WHO 技术报告系列，2011 第961 号，附录 9）的技术补充。

目录
致谢
缩略语
术语

补充文本3 储存设施容量的预测

时间和温度敏感药品储存运输指南（WHO 技术报告系列，2011 第961 号，附录9）的技术补充。

补充文本 4　建筑安全和消防

时间和温度敏感药品储存运输指南（WHO 技术报告系列，2011 第961 号，附录 9）的技术补充。

目录

补充文本 5　储存设施的维护

时间和温度敏感药品储存运输指南（WHO 技术报告系列，2011 第961 号，附录 9）的技术补充。

目录

致谢

缩略语

术语

补充文本6　混合储存区域的温湿度监控系统

时间和温度敏感药品储存运输指南（WHO 技术报告系列，2011 第961 号，附录9）的技术补充。

补充文本7 温控储存区域的验收

时间和温度敏感药品储存运输指南（WHO 技术报告系列，2011 第961 号，附录 9）的技术补充。

目录

致谢

缩略语

术语

补充文本 8　储存区域的温度分布

时间和温度敏感药品储存运输指南（WHO 技术报告系列，2011 第961 号，附录 9）的技术补充。

目录

致谢

缩略语

术语

补充文本 9 制冷设备维护

时间和温度敏感药品储存运输指南（WHO 技术报告系列，2011 第 961 号，附录 9）的技术补充。

目录
致谢
缩略语
术语

修订历史

补充文本 10 温度控制和监控设备的准确度检查

时间和温度敏感药品储存运输指南（WHO 技术报告系列，2011 第961 号，附录 9）的技术补充。

补充文本 11　陆路冷藏运输工具的验收

时间和温度敏感药品储存运输指南（WHO 技术报告系列，2011 第961 号，附录 9）的技术补充。

补充文本 12　陆路和航空的温控运输

时间敏感和温度敏感药品储存运输指南（WHO 技术报告系列，2011 第 961 号，附录 9）的技术补充。

补充文本 13　海运包装容器的验收

时间和温度敏感药品储存运输指南（WHO 技术报告系列，2011 第 961 号，附录 9）的技术补充。

补充文本 14　运输路线概况

时间和温度敏感药品储存运输指南（WHO 技术报告系列，2011 第 961 号，附录 9）的技术补充。

补充文本 15　运输的温湿度监控系统

时间和温度敏感药品储存运输指南（WHO 技术报告系列，2011 第 961 号，附录 9）的技术补充。

目录

致谢

缩略语

术语

参考文献

修订历史

补充文本 16　制冷设备的环境管理

时间和温度敏感药品储存运输指南（WHO 技术报告系列，2011 第 961 号，附录 9）的技术补充。

附录 6　植物源性青蒿素作为起始物料生产抗疟疾药活性成分时的推荐质量要求[1,2]

1　原作为附录 6 收载于 WHO 技术报告系列，2012 第 970 号：青蒿素作为起始物料生产抗疟疾药活性成分时的推荐质量要求。

2　同时收载于《国际药典》"补充信息"项下。

1. 前言

国际协调后的药品生产质量管理规范（GMP）（1，2）规定了活性药物成分（APIs）的生产要求，在适用范围部分首先对起始物料进行了定义：

"API 的起始物料是指用于生产该 API 所需的一种原料、中间体或 API，并且作为主要的结构部分保留在 API 的结构中。API 的起始物料可在市场上购买、通过合同或商业协议从一个或多个供应商处购得，也可由生产企业自制。API 的起始物料一般具有特定的化学特性和结构"。

GMP 中对 APIs 的规定是供检查员现场检查使用，而不是供上市许可使用。GMP 规定了何种物质可以作为起始物料并为该从哪一步合成工艺开始需要符合 GMP 提供了指导。GMP 指导原则不适用于起始物料引入前的步骤，生产企业应明确并证明其 API 的生产是从哪一步开始的。对于合成工艺而言，就是起始物料进入工序的那一时刻。

从监管的角度，API 起始物料的引入即表明需要开始对生产过程进行详细的描述。上市许可申请人应提出并证明何种物质为 API 的起始物料，如保留在 API 中的主要结构片段。

在实际操作中，确定起始物料是一件困难的事情。将起始物料与最终 API 分离所需的步骤，需根据具体情况而定，取决于生产企业的建议和审评员的评估。因为一个指定的起始物料可以从多个来源获得，所以必须制定一个完善的质量标准，以保证生产的 APIs 符合标准要求。建立这些质量要求可能需要在起始物料的纯度与 API 生产成本之间进行平衡。如在 API 生产过程中能非常有效地去除杂质，也可允许起始物料中含有杂质。多余的纯化步骤也可能会降低最终 API 的产量，从而增加生产成本。

以青蒿素为基础的复方制剂疗法（ACT）涉及的青蒿素衍生物，是由青蒿素通过一步或两步合成而得。青蒿素主要从黄花蒿中分离得到。青蒿素符合上文及相关国家、区域和国际指导原则中关于"起始物料"的定义：

（1）用于生产 API，并且其主要结构片段保留在 API 结构中；

（2）有商业来源；

（3）化合物的名称、化学结构、化学与物理性质、特性及杂质均明确；

（4）有公认的生产方法。

因为青蒿素是从植物中提取而得且不能得到其中间体，所以指定其为青蒿素衍生物的起始物料。

《国际药典》正文中收录了青蒿素作为 API，然而，目前青蒿素主要用作青蒿素衍生物的起始物料，而不是 API。

用于生产青蒿素衍生物的起始物料青蒿素，应具有可接受的质量。对于既可作为起始物料又是青蒿素衍生物 APIs 的青蒿素，以下的青蒿素质量标准综合考虑了两者的质量差异以及利益与风险的平衡。

在青蒿素衍生物 APIs 符合《国际药典》相关品种标准的前提下，药品监管机构亦可根据企业生产工艺水平，制定不同的杂质限度。

本文件旨在为 ACT 疗法用青蒿素衍生物的起始物料青蒿素，提供一个国际质量标准，该标准不适用于作为 APIs 的青蒿素；本文推荐的质量标准适用于产自不同农业环境的黄花蒿中提取的青蒿素，或通过不同提取方法和纯化步骤制得的青蒿素。另外，为保证青蒿素衍生物 APIs 的质量，生厂企业可增加其他检测项目，如残留溶剂、重金属和（或）其他更为严格的标准。对于通过化学合成或发酵制备的青蒿素，也可采用其他适当的质量标准。

2. 青蒿素的质量控制

对于作为起始物料的青蒿素，当化学结构确认无误后，其主要的质量问题就是可能影响衍生物 API 纯度的杂质水平。杂质可能在植物提取时或纯化过程中产生，或由降解形成。植物在不同生长阶段及不同的生长区域和生长环境下，其生物合成路线亦有不同，尽管不存在单一的合成路线，但不同合成路线可能存在相同的杂质谱，这些杂质包括青蒿素酸、二氢青蒿素酸、青蒿素 B 及青蒿烯。在这些杂质中，目前仅有在分离后的青蒿素中检出青蒿烯的报告，最近的工作（3，4）主要致力于对这些杂质进行明确并进行分析。

对不同区域生产的多种青蒿素样品进行检测，发现这些青蒿素中都同时存在两个杂质：青蒿烯和在 C9 位发生立体化学翻转的青蒿素非对映异构体（9 - epi - 青蒿素）。一个可能存在的问题是，多数实验室采用的配置紫外检测器的高效液相色谱法，可能不能检出青蒿素的杂质。最近的工作（5）采用了更加灵敏的质谱检测器进行检测，结果表明，其他的杂质仅微量存在。分离后的青蒿素非常稳定，在温度低于 100℃ 时并未发生机理研究推断的降解反应，在分离出的青蒿素中未检出相关降解产物。

在起始物料青蒿素经化学反应转化为青蒿琥酯等青蒿素衍生物 APIs 的过程中，青蒿素非对映异构体亦可能转化为相应的青蒿素衍生物 APIs 的非对映异构体（C9 位），然而，在分离的 APIs 中并未发现上述非对映异构体；因青蒿烯可以转化为与青蒿素相同的中间体，故其转化过程尚不明确。

在青蒿素衍生物 APIs 中并未发现青蒿烯衍生杂质，这些杂质的推荐限度均是依据历史检测结果制定的，在蒿甲醚和青蒿琥酯试验基础上建立了起始物料青蒿素的质量标准。对于一个新的青蒿素衍生物 API，需证明采用该标准对合成该衍生物产生的潜在杂质进行控制的适用性。

在青蒿素提取过程中使用了二氯甲烷、三氯甲烷、乙醚等溶剂，供应商应在其检验报告书中报告残留溶剂量。

3. 起始物料青蒿素的检验方法和质量标准

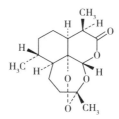

$$C_{15}H_{22}O_5$$

相对分子量： 282.3

化学名： （3R，5aS，6R，8aS，9R，12S，12aR）－3，6，9－三甲基八氢－3，12－氧桥吡喃［4，3－j］－1，2－苯并二塞平－10（3H）－酮；CAS 号：63968－64－9。

性状： 本品为无色针状或白色至类白色至淡黄色结晶性粉末。

类别： 合成青蒿素衍生物 APIs 的起始物料。

贮藏： 遮光，密闭保存。

要求

按干燥品计算，本品含 $C_{15}H_{22}O_5$ 应为 95.0% ~ 102.0%。

鉴别

按《国际药典》（6）1.7"红外分光光度法"操作，本品的红外光吸收图谱应与青蒿素对照品的图谱一致，或与《国际药典》青蒿素的对照图谱一致。

比旋度：取本品，用无水乙醇 R 溶解并稀释制成每 1ml 约含 10mg 的溶液；$[\alpha]_D^{20℃} = +75° \sim +78°$。

干燥失重：取本品，80℃ 干燥至恒重，减失量不得过 10.0mg/g。

有关物质

注：如使用特殊的合成和生产工艺，对最终 API 的杂质水平和限度进行验证后，可适当调整起始物料青蒿素的杂质限度。

照《国际药典》（6）1.14.4"高效液相色谱法"测定。照含量测定项下色谱条件；按含量测定项下方法配制溶液 1 和溶液 2；精密量取溶液 1 1ml，至 100ml 量瓶中，用流动相稀释至刻度，作为溶液 3。

精密量取溶液 1、2、3 各 20μl，分别注入液相色谱仪，记录色谱图至青蒿素保留时间的 1.5 倍；溶液 2 色谱图中，青蒿烯（杂质 A）对青蒿素（保留时间约为 10 分钟）的相对保留时间为 0.79，青蒿烯峰与青蒿素峰之间的分离度应不小于 4；溶液 1 色谱图中可能出现对青蒿素峰的相对保留时间为 0.85 的杂质 B 峰。

溶液 1 色谱图中：

（1）如检出杂质 A 峰，其峰面积乘以校正系数 0.027 后应不大于溶液 3 色谱图中色谱峰面积的 0.15 倍（0.2%）；

（2）如检出杂质 B 峰，其峰面积应不大于溶液 3 色谱图中色谱峰面积（1.0%）；

（3）其他单个杂质峰面积应不大于溶液 3 色谱图中色谱峰面积的 0.5 倍（0.5%）；

（4）杂质 A 校正峰面积与其他杂质峰面积之和应不大于溶液 3 色谱图中色谱峰面积的 3 倍（3.0%），峰面积小于溶液 3 色谱图中色谱峰面积 0.1 倍（0.1%）的杂质峰忽略不计。

含量测定

照《国际药典》（6）1.14.4"高效液相色谱法"测定。以十八烷基键合硅胶为填充剂的不锈钢色谱柱（15cm × 4.6mm，

5μm）；流动相为乙腈－水（50：50），流速为 1.0ml/min，检测波长为 210nm。

制备下列溶液。取本品，用流动相溶解并稀释制成 5.0mg/ml 的溶液，作为溶液 1；取青蒿素对照品，用流动相溶解并稀释制成 5.0mg/ml 的溶液，作为溶液 2。

精密量取溶液 1、2 各 20μl，分别注入液相色谱仪，记录色谱图至青蒿素保留时间的 1.5 倍。溶液 2 色谱图中，青蒿烯（杂质 A）对青蒿素（保留时间约为 10 分钟）的相对保留时间为 0.79，青蒿烯峰与青蒿素峰之间的分离度应不小于 4；溶液 1 色谱图中可能出现对青蒿素的相对保留时间为 0.85 的杂质 B 峰。

按外标法以峰面积计算 $C_{15}H_{22}O_5$ 含量（按干燥品计）。

杂质

（3*R*，5a*S*，6*R*，8a*S*，12*S*，12a*R*）－3，6－二甲基－9－甲基乙烯基八氢－3，12－氧桥吡喃［4，3－*j*］－1，2－苯并二塞平－10（3*H*）－酮（青蒿烯）

（3*R*，5a*S*，6*R*，8a*S*，9*S*，12*S*，12a*R*）－3，6，9－三甲基八氢－3，12－氧桥吡喃［4，3－*j*］－1，2－苯并二塞平－10（3*H*）－酮（9－*epi*－青蒿素）

参考文献

1. WHO good manufacturing practices for active pharmaceutical ingredients. In：*WHO Expert Committee on Specifications for Pharmaceutical Preparations. Forty－fourth Report.*

Geneva, World Health Organization, 2010, Annex 2 (WHO Technical Report Series, No. 957).

2. *International Conference on Harmonisation (ICH) Topic Q7: Note for guidance on good manufacturing practice for active pharmaceutical ingredients*. London, EMEA, 2006 (CPMP/ICH/4106/00); http://www. ema. europa. eu/pdfs/human/ich/410600en. pdf

3. Lapkin AA et al. Development of HPLC analytical protocols for quantification of artemisinin in biomass and extracts. *Journal of Pharmaceutical and Biomedical Analysis*, 2009, 49: 908 - 915.

4. Stringham RW et al. High performance liquid chromatographic evaluation of artemisinin, raw material in the synthesis of artesunate and artemether. *Journal of Chromatography A*, 2009, 1216: 8918 - 8925.

5. Stringham RW et al. Verification of the identities of impurities in artemisinin and correction of their elution order in high performance liquid chromatography. *Journal of Chromatography A*, 2011, 1218: 6838 - 6842.

6. *The International Pharmacopoeia*, 4th ed. , Vol. 1: General notices; monographs for pharmaceutical substances (A - O) and Vol. 2: Monographs for pharmaceutical substances (P - Z); monographs for dosage forms and radiopharmaceutical preparations; methods of analysis; reagents. Geneva, World Health Organization, 2006, also available in CD - ROM format and online:

—The International Pharmacopoeia, 4th Edition, First Supplement. Geneva, World Health Organization, 2008; http://apps. who. int/phint/en/p/docf/, also available in CD - ROM format;

—The International Pharmacopoeia, 4th Edition, First, Second, Third and Fourth Supplements, 2014, available on CD - ROM.

附录 7　多来源（仿制）药品：建立可互换性注册要求的指导原则[1]

1. 前言
2. 术语表
3. 上市许可所需的等效性文件
4. 不需要进行等效性研究的情况
5. 需要进行体内等效性研究的情况以及研究的类型
   5.1　体内研究
   5.2　体外研究
6. 人体生物等效性研究
   6.1　总体考虑
   6.1.1　关于人体等效性研究的规范
   6.1.2　进行人体生物等效性研究的依据
   6.1.3　研究者的筛选
   6.1.4　研究方案
7. 人体药物代谢动力学生物利用度（生物等效）比较研究
   7.1　药物代谢动力学研究设计
   7.1.1　用于患者的替代研究设计
   7.1.2　对长消除半衰期药物的考虑
   7.1.3　对多剂量研究的考虑
   7.1.4　对缓释制剂的考虑
   7.2　受试者
   7.2.1　受试者数量
   7.2.2　脱落与退出
   7.2.3　受试者数据的剔除
   7.2.4　受试者的筛选
   7.2.5　在研究期间监控受试者的健康
   7.2.6　关于基因表型的考虑
   7.3　受试药品
   7.3.1　多来源（仿制）药品

---

[1]　多来源（仿制）药品：建立可互换性注册要求的指导原则。WHO 药品标准专家委员会第 40 次技术报告。世界卫生组织：日内瓦；2006：附录 7（WHO 技术报告系列，第 937 号）。

1. 前言

本指导原则旨在为国家药品管理机构在制定多来源（仿制）药品审批法规时提供指导意见。本指导原则对多来源（仿制）药品提出了适当的体内与体外研究要求，在不影响药品安全性、质量和疗效的条件下，保证药品的可互换性。

国家药品管理机构应确保所有的药品都处于受控状态并符合可接受的安全性、疗效与质量标准，与药品生产、储存和运输相关的所有设施和活动都应符合药品生产质量管理规范（GMP），保证交付到最终用户的药品持续符合上述安全性、疗效和质量要求。

包括仿制药品在内的所有的药品，应经申请国药品管理机构批准后使用。管理机构应要求申请人提供仿制药品符合下列要求的证明文件：

（1）GMP；

（2）质量控制标准；

（3）药品可互换性。

仿制药品需要与原研产品（对照药/参比制剂）同样符合相同、适当的质量、疗效及安全性标准。此外，必须合理保证该仿制药品与原研产品具有治疗等效性及可互换性。对某些产品，尤其是高水溶性化合物的非肠道用制剂，应通过执行GMP以及符合相关药典质量标准来保证药品的可互换性。对于更广范围内的药品来说，本指导原则中的概念与方法可帮助各国药品管理机构作出是否批准申报的仿制产品的决定。本指导原则一般适用于口服仿制药品，同样也可应用于通过系统暴露值测定可充分证明其生物等效性的非口服制剂［例如透皮制剂、某些注射（用）制剂、直肠给药以及鼻腔给药制剂］。对于疫苗、动物血清、人血液制品、人血浆制品、生物技术产品以及属于非生物制品的复杂药品等，产品可互换性的概念更加复杂，不在本文的讨论范围之内，因此，不考虑这些产品的可互换性。

为保证药品的可互换性，仿制药品必须与原研产品具有治疗等效性。体内生物等效性研究的类型包括药物代谢动力学研究、药效学研究以及临床对照试验。通过临床对照试验直接证明治疗等效，通常不是一个可行的选择。因为一方面临床试验往往对处方间差异不敏感，还经常需要大量的患者参加；另一方面，人体试验费用惊人，因此往往不是必需的，并且还可能不符合医学伦理标准。基于这些原因，在过去的 50 年中建立了生物等效性试验的学科。根据该学科的原则，当仿制药品同时具备药学等效性和生物等效性时，就可以保证仿制药品的治疗等效性。

假设，同一受试者基本相似的血药浓度曲线能反映作用部位基本相似的药物浓度，从而获得基本相同的治疗结果，那么药物代谢动力学数据也许就可以用来表征治疗效果。在选定的案例中，仿制药品与原研药品的体外溶出度曲线比较或者溶出度研究，就可能足以表明两个药品的等效性。

应当注意的是，可互换性的概念不仅包括剂型上的等效，还包括适应证与用法的等效。如果有充足的科学依据，采用不同于文件中叙述的原则与方法也是可接受的。应在不违背与贸易相关的知识产权国际准则的前提下（1），理解和应用本指导原则。

2. 术语表

指导原则中一些重要的术语定义如下。在其他文件或文献中可能会有不同的解释。

生物利用度 药物制剂中活性分子（基团）被人体吸收并在作用靶点发挥药理作用的速率与程度。在药物作用靶点对活性药物成分（API）的浓度进行可靠的测定通常是不可能的。但是进入全身循环系统的药物，可以认为与作用靶点的药物浓度达到平衡。因此生物利用度可以定义为药物制剂中活性成分或活性基团被人体吸收并进入全身循环系统的速率与程度。根据药物代谢动力学与临床方面的考虑，一个普遍被接受的论断是：同一受试者基本相似的血药浓度 – 时间曲线（药时曲线）能反映作用靶点基本相似的药物浓度。

生物等效性 如果两种药物制剂具有药学等效性或药物替代性，并且在相同条件下服用相同剂量的药物后，两种药品的峰浓度（C_{max}）、达峰时（T_{max}）与总暴露量（药时曲线下面积，AUC）等生物利用度参数相似，其接近的程度可以预期将有基本相同的治疗作用，则可认为两种药品具有生物等效性。

生物药（品）[1] 是生物制品（参见世界卫生组织生物制品标准化专家委员会技术报告系列丛书）的同义词。作为疾病治

---

[1] 当研发的药品不符合本文件中的生物药品的定义时，请向有关国家药品管理机构咨询产品分类及申报程序

疗、预防或诊断用的一类药用物质，根据来源、是否仅通过物理化学检测就能反映产品特性、药品管理部门对生物活性测定的要求或强制分类系统等不同标准，对生物制品有多个定义。根据WHO的观点，在目前文件中被定义为"生物制品"的这类物质源自最早的概念，即"物理化学检测指标不能完全反映其特性，需要采用生物活性测定方法进行特性表征的物质"。当然，随着物理化学分析技术的进步和应用扩展，对生物制品和生物技术生产工艺的质量控制水平的提高，以及化学合成大分子的不断应用，几乎不可能仅通过分析方法、来源或生产工艺等单一标准，给出"生物制品"的定义。而且，现在有很多生物制品是采用体外培养系统进行生产的。

生物药剂学分类系统　是根据活性药物成分（APIs）的水溶性与肠渗透性，对药物进行分类的一个科学体系。结合药物制剂的溶出度和辅料关键指标的检测，对于普通释放的口服固体制剂，BCS认为决定药物吸收速率与程度的三个主要因素是：溶出度、溶解性与肠渗透性。

豁免生物等效性研究　当药品管理机构在药品审批过程中，根据等效的证据而不是体内等效性研究结果批准上市申请时，会采用豁免生物等效性研究这一术语。

对照药品　对照药品（参比制剂）就是在临床实践中，仿制药品期待与之可以互换的药品。参比制剂通常是安全、有效、质量可控的原研产品。当原研产品撤市后，应当按照可互换性多来源（仿制）药品等效性评价用参比制剂遴选指南［WHO技术报告系列第992号，附录8（2015）］的原则确定适当的替代药品作为参比制剂。

剂型　药物制剂成品的形式，比如片剂、胶囊、酊剂或栓剂。

等效性要求　对仿制药品获得批准与上市许可前提供体内和（或）体外试验结果的要求。

等效性试验　通过体内和（或）体外方法确定仿制药品与参比制剂之间等效性的试验。

固定剂量复合治疗　将两种或更多活性物质以固定剂量比例进行的组合。此术语一般指活性物质的特定组合而不考虑处方或品牌。可以是多个单组分药品同时服用，或以一个复方制剂的形式服用。

固定剂量复方制剂　含有两种或更多活性物质的制剂成品。

仿制药品　参见多来源药品。

原研药品　通常，原研药品是通过了药品管理机构的质量、安全性与有效性评价，第一个获得上市许可的药品。

可互换药品　是指与参比制剂具有治疗等效性，在临床实践中可以替代参比制剂使用的药品。

体外等效性溶出试验　是指仿制药品与参比制剂在至少三种介质（pH 分别为 1.2、4.5 和 6.8）中进行溶出曲线比较的溶出度试验。

质量控制用体外溶出度试验　是指药典中规定的溶出度试验方法，一般地，对于普通释放制剂的溶出度试验采用单点取样法，对于缓控释制剂采用三点或更多时间点取样的方法。

多来源药品　是指药学等效（药物替代）的药品，它们可能是疗效相同（或不相同）的药品，治疗等效的多来源药品就是可互换的药品。

药物替代性　如果药品中含有相同量（摩尔）的活性药物分子（基团），但剂型不同（比如片剂和胶囊剂），并且（或）药物的化学形式不同（比如不同的盐或酯），那么这些药品就具有药物替代性。具有药物替代性的药品通过相同的给药途径，向人体运送相同的活性分子（基团），但不是药学等效的药品。与对照药品相比，具有药物替代性的药品可能具有（或不具有）生物等效性或治疗等效性。

药学等效性　药学等效的药品是指剂型相同、含有等量（摩尔）相同活性成分，并且符合相同或相当的质量标准，给药途径相同的药品。药学等效的药品并不意味着疗效相同，由于 APIs 固体颗粒性质、辅料和（或）生产工艺及其他方面的差异，可能导致药品疗效的不同。

辅料的相似用量（浓度）　当两个固体口服制剂成品中辅料相对量的差异小于表 A7 – 1 所列限度时，就认为是辅料用量相似的制剂。

表 A7 – 1　两个辅料用量相似的固体口服制剂成品辅料相对含量差的限度

辅料类型	相对于总量的百分含量差异（w/w）
填充剂	5.0
崩解剂	
淀粉	3.0
其他	1.0

辅料类型	相对于总量的百分含量差异（w/w）
黏合剂	0.5
润滑剂	
硬脂酸钙/镁	0.25
其他	1.0
助流剂	
滑石粉	1.0
其他	0.1

如果一个辅料兼有多项功能（比如微晶纤维素既是填充剂也是崩解剂），应当执行限度最严的辅料标准（比如微晶纤维素的含量差异限度应为 ±1.0%）。对于辅料用量相似的两种液体制剂成品，辅料相对含量的差值应不超过 10%。

治疗等效性　如果两种药品具有药物替代性或者药学等效，按照药品标签所规定的条件，采用相同的给药途径，患者服用了相同剂量（摩尔）之后，两种药品在疗效和安全性方面基本相同，可以认为这两种产品具有治疗等效性。可以通过药物代谢动力学研究、药效学研究、临床或体外研究等适当的生物等效性研究证明药品间的治疗等效性。

3. 上市许可所需的等效性文件

如果认为两个药品具有可互换性，仿制药品必须直接或间接地证明与参比制剂的治疗等效性。可以采用下列适当的试验方法进行等效性评价。

（1）人体药物代谢动力学的对照研究，通过测定血液、血浆、血清或尿液等体液中的活性药物成分（API）和（或）及其代谢产物的药时曲线，从而获得该药物的 AUC 以及 C_{max} 等反映系统暴露程度的药代动力学参数；

（2）人体药效学对照研究；

（3）临床对照试验；

（4）体外对照试验。

下面将就上述四种方法的适用性进行讨论。药物代谢动力学参数测定以及体外方法可以获得等效性评价所需的详细信息，也是通过口服药物的系统暴露研究进行等效性评价最常用的方法。

药品管理机构对两种产品间等效性研究试验方案的接受与否

取决于活性成分及其产品的特性等多种因素。当血浆等生物体液中可以定量检出活性成分时，可采用药物代谢动力学的对照研究方法。药物代谢动力学对比研究是公认的等效研究金标准，在适当的条件下，对于根据 BCS 原则可以豁免生物等效性研究的普通释放制剂，体外试验也能保证仿制产品与原研产品之间的等效性（参见第5、10节）。如果生物体液中不能定量检出活性成分时，药效学对照研究可以作为替代的等效性评价方法。当不可能进行药物代谢动力学曲线测定或找出合适的药效学终点的情况下，也可以考虑采用临床对照试验。

何种情况下需要进行等效性研究将在本指导原则第4、5两节中进行讨论。

4. 不需要进行等效性研究的情况

下列类型的仿制药品无需更多文件即可认为是等效的。

（a）当药品以水溶液的形式注射给药（比如静脉、皮下或肌内注射），含有与参比制剂相同摩尔量的活性成分以及相同或相似的辅料浓度。如果证明缓冲剂、防腐剂与抗氧剂等辅料的改变不会对药品的安全性和（或）有效性产生影响，这些辅料也可以不同。上述原则同样适用于注射用油溶液，但必须采用相同的注射用油。同样地，对于胶束溶液，应含有相同种类和浓度的络合剂或助溶剂等功能性辅料，辅料变更时应进行严格的审评；

（b）当药学等效产品为糖浆、酏剂或酊剂等口服溶液时，且活性成分的浓度与参比制剂相同（当 API 为 BCS Ⅰ类药物时），所含的辅料相同，辅料浓度也基本相当（当 API 为其他类别的 BCS 药物时）；

（c）当药学等效产品为需要复溶为溶液使用的粉末，且配制后的溶液满足上述（a）或（b）项标准时；

（d）当药学等效产品为气体时；

（e）当药学等效产品为眼用液体制剂，含有与参比制剂相同的活性成分及摩尔浓度，并含有基本相同的辅料及浓度。如果证明防腐剂、缓冲剂、调节溶液张力物质以及增稠剂等辅料的改变不会对药品的安全性和（或）有效性产生影响，这些辅料也可以不同。

（f）当药学等效产品为外用液体制剂，含有与参比制剂相同的活性成分及摩尔浓度，并且含有基本相同的辅料及浓度（注意：豁免体内等效研究不适用于凝胶、乳剂或混悬剂，但可适用于处方组成足够相似的油溶液）；

（g）当药学等效产品为雾化吸入剂或滴鼻剂溶液时，且给药装置基本一致，含有与参比制剂相同的活性成分及摩尔浓度，并含有基本相同的辅料及浓度（注意：豁免体内等效研究并不适用于处方中的 API 为混悬状态的雾化吸入用或滴鼻剂混悬液、鼻喷溶液剂或混悬剂、溶液型或混悬型吸入气雾剂）。如果证明辅料的改变不会影响药品的安全性和（或）有效性，这些药品也可使用不同的辅料。

对属于上述（b）（c）（e）（f）（g）情况的药品，申请者有责任证明药学等效产品中所用到的辅料与参比制剂基本相同，且辅料的浓度（含量）相当；或者能证明辅料的改变不影响产品的生物利用度、安全性和（或）有效性［即（a）（e）（g）中描述的情况］。如果申请者不能提供这些资料，药品管理机构也不能获得相关数据时，申请者有责任进行相应的研究，以证明不同辅料或给药装置不影响产品的性能。

5. 需要进行体内等效性研究的情况以及研究的类型

除第 4 节中讨论的情形之外，本指导原则建议药品注册管理机构要求申报人提供仿制产品与原研产品等效的证明文件。必须采用拟上市的产品进行等效性研究（参见 7.3 节）。

5.1 体内研究

对于某些药品与剂型，通过药物代谢动力学生物等效性研究、药效学对照研究或临床对照试验获得体内等效性的资料是特别重要的：当潜在的生物利用度差异可能导致治疗不等效时（2），体内等效性的文件是必需的。举例如下。

（a）除第 10 节所述情形外，具有全身作用的口服普通释放制剂；

（b）具有全身作用的非口服、非注射剂型药品（比如透皮贴剂、栓剂、尼古丁咀嚼胶、睾酮凝胶与皮下植入避孕药）；

（c）除第 10 节所述情形外，具有全身作用的缓释制剂；

（d）至少其中一种活性成分需要进行体内研究、具有全身作用的固定复方制剂产品（3）；

（e）不具有全身吸收作用的非液体局部用药的制剂（比如口

腔、鼻腔、眼部、真皮、直肠或阴道给药的制剂）。

在这些情况下，可通过临床对照试验、药效学研究、皮肤药物代谢动力学研究和（或）体外研究获得药品的等效性资料。在一定条件下，基于安全性考虑，比如评价药品不期望有的全身吸收情况，可能仍然需要测定活性成分的浓度。

5.2　体外研究

对某些 APIs 或剂型而言，体外等效性文件可能是适当的。这些具有全身作用的口服制剂的体外研究将在第 10 节中进行论述。

6.　人体生物等效性研究

6.1　总体考虑

6.1.1　关于人体等效性研究的规范

药物代谢动力学、药效学与临床研究都属于临床试验的一部分，应根据 WHO 为药品临床试验制定的药品临床试验管理规范（GCP）指导原则（4），以及 WHO 非临床研究质量管理规范（GLP）（5）中阐明的规定和要求，进行上述临床试验。还可以从 WHO 获得为实施体内等效研究的机构制定的其他指导原则（6）。

所有涉及人体受试者的研究都应符合现行版本《赫尔辛基宣言》中关于伦理学方面的原则，包括对人权的尊重、善意（实现最大可能的福祉，将伤害或错误降到最低）以及无损伤（不对受试者造成伤害）的原则。

国际医学科学组织理事会（CIOMS）发布的人体生物医学研究国际伦理指导原则，以及各国关于进行人体研究的法律与法规，都体现出要给予受试者更多保护这一精神。

6.1.2　进行人体生物等效性研究的依据

大多数的药物代谢动力学与药效学等效性研究都是非治疗性的研究，不会对受试者直接产生临床意义上的益处。

对于任何准备采用药品进行人体研究的人员，重要的是要全面考虑与拟定的人体研究相关的具体目的、问题、风险或益处，选定的研究方案科学合理并符合伦理学原则。如果参与研究计划的人员熟悉生物利用度与生物等效性研究的药物代谢动力学理论，那么，应基于对活性成分药物代谢动力学、药效学与治疗学方面的了解和认识，进行生物等效性研究方案的整体设计。生产工艺资料和用于等效性研究的药品批检验数据应保证研究用产品的质量符合要求。

6.1.3　研究者的筛选

研究者应具有从事拟定等效研究所需的专业知识、资质与能力。在进行试验之前，研究者应与申请者就研究方案、监督、审核、标准操作规程（SOP）以及与试验相关的职责分配等事宜达成一致意见。必须明确规定每个人员的岗位及对研究计划和对参与研究的受试者安全所承担的职责。试验场所的后勤保证与设施等都应满足研究计划在安全与有效性方面的需要。

6.1.4　研究方案

生物等效性研究应按照研究者与申请者双方认可并签署的研究方案进行。研究方案及其附件应阐明研究目的以及所采用的程序、进行人体试验的原因、任何已知的研究风险的性质与严重程度、评价方法、生物等效的判断标准、选择受试者人群的标准、保证受试者在同意进行研究前获得充分告知信息的方法。研究者负责保证研究方案的严格执行。除非为了消除受试者出现的明显伤害或危险，研究方案的任何变更都必须取得研究者与申请者双方的同意并签字，作为研究的补充材料。

根据各国法律或法规的具体要求，研究方案与附件应由一个或多个评审组织（法律审核团体、同行评审委员会、伦理委员会、药品管理机构）进行学术和伦理学方面的审核，评审组织应为独立于研究者和申请者的第三方，并由相应的专家组成。

当国家或地区的法律和法规有要求时，在开展临床研究前，应将有研究者和申请者签字和日期的研究方案提交至药品管理机构并获得批准。

7.　人体药物代谢动力学生物利用度（生物等效）比较研究

7.1　药物代谢动力学研究设计

设计生物等效性研究的目的是比较仿制药品与原研药品的体

内作用。药物代谢动力学生物等效性研究中考察活性成分对人体的全身暴露量基于以下两个目的：

（1）作为临床等效性试验的替代研究；

（2）提供评价药品质量的体内方法。

设计的研究方案应尽可能减少非药品疗效因素引起的变异性，并尽可能消除这种偏差。研究条件应能减少受试者自身和个体间变异性。一般来说，在仿制药品与参比制剂的药物代谢动力学生物等效性研究中，以健康自愿者为受试者，采用随机、双周期、单剂量、交叉给药的研究方案为首选方案。按照随机顺序，每个受试者接受仿制药品和参比制剂给药。在接受另一个产品的给药前应有一个适当的洗净期。

当然，在某些情况下，也可采用设计良好、具有适当统计学意义的其他研究方案来代替。

7.1.1　用于患者的替代研究设计

对于药理活性特别强或剧毒药物（例如可能导致严重不良反应或临床需要使用大剂量），不能按照常规剂量对健康志愿者给药时，推荐采用 API 含量较低（小规格）的药品来进行研究。但是，如果药物代谢动力学参数不成比例或活性成分的溶解度有问题时，不宜将较低剂量的生物等效性研究结果外推作为高剂量药品的研究结果。对志愿者产生不可接受的药理作用的活性成分，就可能要求以患者为研究对象，设计多剂量、稳态、交叉给药的研究或进行平行组研究设计。申请者应招募那些在药物代谢动力学生物等效性研究过程中病程保持稳定的受试者，以此证明替代研究设计的合理性。

7.1.2　对长消除半衰期药物的考虑

对于具有长消除半衰期的口服制剂，如果两次给药治疗之间具有足够的洗净期，可以采用单剂量、交叉给药的方案进行药物代谢动力学生物等效性研究。两次给药研究之间的间隔时间应足够长，使上次服用的药物剂量能从体内基本清除。理想的间隔时间（洗净期）应不少于该活性成分或代谢物（如果是代谢产物，可测定其消除半衰期）消除半衰期的 5 倍。一般情况下，研究的间隔时间不应超过 3 到 4 周。假如交叉给药研究存在问题，那么采用平行设计来进行药物代谢动力学生物等效性研究可能更合适。

对于交叉给药研究或者平行设计研究，应有适当的样品收集时间（2~3天），保证取样期间药品完成肠胃内的转运过程，并使药品中活性成分被人体吸收。除非能够证明较短的采样时间是合理的，否则应在给药后收集血液样品至72小时。

应根据统计学分析的要求确定受试者人数，但通常平行研究设计中的受试者人数应多于交叉研究设计的受试者人数。

7.1.3　对多剂量研究的考虑

在一定条件下采用多剂量研究方案也是合理的。

如果即使单剂量给药（参见7.1.1节），受试药物对于健康志愿者的药效仍然过强或者毒性过大，这时最有效的方法就是以患者为研究对象进行多剂量研究。这样就可以在不中断治疗的情况下对患者进行多剂量交叉给药研究。尽管与药物代谢动力学终点法相比，采用药效学终点评价方法要求更多受试病人数，但仍可采用药物代谢动力学或药效学终点法对这些多剂量研究进行评估。

在多剂量研究中，给药方案应该遵循常用的推荐剂量。

在下列情况下，采用多剂量研究也是适合的。

（1）单剂量给药后，由于检测灵敏度太低，不能准确地反映药物代谢动力学特征；

（2）具有蓄积倾向的缓释制剂（单剂量研究外的补充研究）。

在稳态研究中，如果药物达到稳态所需的时间足够长（至少是最终半衰期的5倍），第一种药物治疗中最后一次给药剂量的洗净期会和第二种药物治疗的达稳时间有重叠。为了记录药物达到稳态的过程，应进行适当的给药和取样设计。

7.1.4　对缓释制剂的考虑

缓释制剂包括缓释制剂和迟释放制剂。控释制剂、延长释放制剂和持续释放制剂都属于缓释制剂的范畴。

与普通释放制剂相比，缓释制剂更为复杂，为保证两个缓释制剂的生物等效性，需要提供更多的数据。必须考虑进食等因素对 API 生物利用度或生物等效性的影响。除进食会改变胃肠道的生理环境外，食物还会影响制剂中活性药物成分的释放。对于缓释制剂，食物有可能导致活性药物成分突然的快速释放，出现药品的"突释"现象。这个判断往往能被药时曲线中药物浓度过早的突然升高所证实。因此，对于口服给药的缓释制剂，一般要求进行禁食（空腹）和进食（餐后）状态下的药物代谢代动力学生物等效性研究。

除 7.1.1 节所述的不能开展单剂量研究的情形外，为证明仿制药品与参比制剂的生物等效性，在单剂量、交叉给药生物等效研究中，必须进行最高规格的禁食和进食后研究。与多剂量研究相比，优先推荐单剂量研究方案，因为，单剂量研究能更灵敏地反映药物制剂中 API 释放后进入循环系统中的情况。对于具有累积趋势的缓释制剂（比如最高规格的药物制剂单剂量研究的 AUC_{0-t} 与 $AUC_{0-\infty}$ 之比小于 90%。），除单剂量研究外，可考虑进一步开展多剂量研究。

上述研究中的参比制剂应为药学等效的缓释制剂，除多剂量研究中的血药浓度指标为 C_{min}（C_{tau}）外，缓释制剂的 BE 等效性判定标准与普通释放制剂一样。由于缓释制剂的释放机理更复杂，比如有的缓释制剂既有普通释放的成分，也有缓释成分，在此情况下，增加部分时间段的 AUC 测定可能更有助于保证缓释制剂间的生物等效性。

进食状态下的药物代谢动力学生物等效性研究应在标准试验餐后进行，进餐应在给药前的指定时间内完成（通常不超过 30 分钟）。试验餐应能使餐后的胃肠道生理环境与进食前有最大差异。推荐的试验餐成分等信息参见第 7.4.3 节。膳食的组成也应该考虑当地的饮食和习惯。在研究方案和报告中应提供试验餐成分和热量的信息。

7.2 受试者

7.2.1 受试者数量

一个合理的药物代谢动力学生物等效性研究，需要的受试者数量由以下因素决定。

（1）与研究的主要参数相关的误差方差（即变异系数），可根据小规模试验、以往的研究或从已公开的数据作出估计；

（2）期望的显著水平（5%）；

（3）期望的统计功效（能力）；

（4）来自具有相当生物等效性、安全性和有效性的参比制剂的平均偏差；

（5）药代动力学参数取对数后，其几何均值的 90% 的置信区间落在 80%～125% 生物等效限度范围内的规定。

应根据必须满足的标准要求，采用适当的方法计算出估计的受试者人数［可参考 Julious 2004（7）］。应根据研究方案中 API 的安全性和耐受性导致的可能脱落和（或）退出比例，额外增加与样本量计算方法、剂量相适应的受试者。对招募的受试者例数，应按照方案中的样本量计算方法进行科学评价。最少要求 12 名受试者。

7.2.2 脱落与退出

考虑到可能的脱落或者退出人数，申请者应选择足够数量的受试者。因为在研究过程中，增加受试者会使统计学模型和分析复杂化，脱落的受试者一般不再进行补充。必须报告受试者退出的原因（比如药品不良反应或个人原因）。如果一个受试者由于接受至少一个研究剂量后的药物不良反应退出研究，应提供该受试者的药物血浆/血清浓度数据。

对于药时曲线表明本底浓度超出 C_{max} 浓度 5% 以上的受试者，应在统计分析时剔除。对于药时曲线表明本底浓度与 C_{max} 浓度相当或不超过 5% 的受试者，应在统计分析时不加校正地应用。

7.2.3 受试者数据的剔除

由于典型 BE 研究中受试者数量相对较小，因此，极端值对生物等效研究数据有显著影响；当然，剔除数据通常不被接受。在研究方案中应给出剔除受试者数据的可能情况及剔除的程序。仅出于统计学或药物代谢动力学原因剔除数据是不被允许的。也不建议对受试者进行重新测试。

7.2.4 受试者的筛选

一般来说，应以健康志愿者为研究对象进行药物生物等效性研究。在研究方案中应明确规定入组和剔除的判断标准。如果药品拟用于男性和女性患者，申请者可在研究中入组男性和女性受试者。需要根据女性的生理特点，考虑研究对女性受试者的风险，如有必要，对可能怀孕的受试者，应告知受试药物对胎儿所有可能造成的伤害。研究者应该确保女性志愿者没有怀孕或者在研究期间不会怀孕。在第一次给药前和最后一次给药前，应通过尿样的检测确认受试者没有怀孕。

一般受试者的年龄应在 18～55 岁，而且他们的体重应在公认的正常体重指数（BMI）范围内。受试者应无酗酒史或药物滥用的问题，不吸烟者更好。

应通过标准的实验室测试、病历以及体检等手段，筛选适宜进行 BE 研究的志愿者。如有必要，根据受试药品活性药物成分的药理学特性，可在研究前及研究过程中对受试者进行特殊的医学评价，比如，当药品中含有强心作用的活性药物成分时，需要进行心电图检查。在研究前和研究期间，必须对志愿者理解和遵守研究方案的能力进行评估。正在或曾经接受过胃肠道问题或痉挛、抑郁障碍或肝脏疾病治疗的受试者，在研究过程中有复发的危险，这些志愿者应以排除。

如果计划采用平行研究，为降低非受试药物导致的偏差，将两组受试者进行标准化非常重要（详见 7.2.6 节）。

如果生物等效性研究的目的是陈述特定的问题（比如在特定人群中的生物等效性），就应相应地调整受试者的选择标准。

7.2.5　在研究期间监控受试者的健康

按照 GCP 的规定（4），在研究期间，应对受试者的健康进行监控，记录副作用、毒性作用或并发疾病的发作以及适当的处置措施。必须报告研究期间观察到的任何药物不良反应和副作用的发生、严重程度和持续时间。研究者应判断不良反应由药物所致的可能性。

研究前、研究期间以及研究完成后，必须在研究领域获得执业许可并有资质的医生监督下进行受试者的健康监控。

7.2.6　关于基因表型的考虑

普奈洛尔等高清除率受试药物由基因多态性决定的酶代谢所致，产生代谢活动的基因表型是关键。在这种情形下，代谢慢的受试者原型药物生物利用度高，而可能的高代谢受试者的生物利用度就低。当受试药物的代谢显示与基因表型相关时，就要考虑受试者的表型，并采用平行组设计，这样可以将代谢速度快和慢的受试者平均分配到两个研究组中。

在交叉设计研究中，表型对于药物安全性、取样时间和洗净期的确定也是很重要的。

7.3　受试药品

7.3.1　多来源（仿制）药品

为注册目的开展的生物等效性研究用仿制药品，应与拟上市的药品相同。因此，不仅受试药品的组分和组成、性质（包括稳定性），而且受试药品的生产工艺（包括设备和程序）等均应与拟上市产品相同。受试药品必须在 GMP 条件下生产。应给出仿制产品和参比制剂的批检验结果、批号以及有效期。

理论上受试样品应来自规模生产的产品批次。当不可行时，除另有要求外，可以使用与预计上市产品批次相近的设备、仪器和工艺生产的产品，只要其不小于生产批次的 10% 或者 100000 剂量单位（片、粒）。小于 100000 剂量单位的批次也可作为受试临床样品，前提是该批次是建议的批次大小，同时除有适当的体外和（或）体内数据支持，否则未来生产批次的扩大将不被接受。

7.3.2 参比制剂的选择

对于仿制药品而言，原研药品通常是最合理的参比制剂，因为原研药品的质量、安全性和有效性，在上市前的研究资料和上市后监督计划中应都经过了充分的评价和证明。当原研药品已上市并可获得时，为获得国家或地区药品管理机构批准而开展的仿制药品研究时，首选原研药品。对于不能确定原研药品或者在市场上不能获得原研药品的情形，参比制剂遴选指南为国家或地区上市申请用参比制剂的遴选提供了详细的指导信息（8）。

在进行生物等效性研究之前，最好能确认仿制药品与参比制剂的效价以及体外溶出特性。参比制剂中活性药物成分的含量应接近标识量，并且两种制剂的含量差异应不得超过 5%。当不能获得多批次的参比制剂时，就不可能与含量相差 5% 内的对照品开展对比研究，可能需要在生物等效研究的统计结果中进行效价（剂量）的校正。

7.4 研究的实施

7.4.1 规格的选择

在生物等效性研究中，仿制药品和参比制剂的给药摩尔剂量必须相同。

一般来说，对于一系列处方等比例相似的制剂规格，应当以对生物等效性评价指标最灵敏的规格作为单剂量给药剂量（见10.3 节）。这个规格通常是最高的上市规格。当有分析方面的困难时，也可采用更高的给药剂量（也就是多于一个剂量单位）。

在这样的情况下，最终的单次给药剂量应不超过规定的最大每日剂量。在有些情况下，如果出于安全性考虑而选择低规格药品时，低剂量的等效研究也是可以接受的。

7.4.1 非线性药物代谢动力学

当处方中的 API 在一系列规格中（按比例考虑）表现出在规格范围内具有非线性药代动力学特点时，在选择研究规格时应特别考虑。

在系列制剂规格范围内，随着给药剂量的增加，具有非线性药代动力学特性的 API 的 AUC 值增加大于剂量的增加时，应当至少对上市的最高剂量的制剂规格进行生物利用度比较研究。

在系列制剂规格范围内，由于饱和吸收，随着给药剂量的增加，具有非线性药代动力学特性的 API 的 AUC 值增加小于剂量的增加时，应当至少对上市的最低剂量的制剂规格（或线性范围内的一个规格）进行生物等效性研究。

在系列制剂规格范围内，由于 API 溶解度的限制，随着给药剂量的增加，具有非线性药代动力学特性的 API 的 AUC 值增加小于剂量的增加时，应当至少对上市的最低剂量的制剂规格（或线性范围内的一个规格）和最高剂量规格制剂进行生物等效性研究。

7.4.2 研究的标准化

研究条件的标准化对于减少药品以外的变异性非常重要。标准化应包括在研究前和研究期间给定时间内的运动、饮食、液体的摄入、体位，以及对乙醇、咖啡因、某些果汁以及伴随用药的摄入量的限制。

在研究前和研究期间的规定时段，志愿者应不服用任何其他的药物、含乙醇的饮料或非处方药物和营养补充剂。紧急情况下，必须报告受试药物以外的任何用药（包括用药剂量和用药时间）。

应尽量规范受试者的身体运动和体位，以减少对胃肠道血液流动和胃肠道运动的影响。在研究中受试者每天应保持同样的体位和活动量，应明确规定每日受试药物的给药时间。

7.4.3 与药物剂量一同摄入的食物和液体

通常在经过至少 10 小时的整夜禁食后给药，禁食期间受试者可随意饮水。在上午的研究中，给药前一小时内禁水。应该用标准体积的水送服药物（通常为 150～250ml）。给药 2 小时后，受试者又可随意饮水。通常在给药 4 小时后进标准试验餐。所有的用餐都应标准化，在研究方案和报告中给出试验餐的食物组成。

有些情况下需要在餐后服用药品（进食后），下面将详述这类情形。

7.4.3.1 普通释放制剂

通常首选禁食条件下开展临床研究。但是，当空腹给药会导致胃肠道紊乱，或者参比制剂的标签要求在餐后给药时，就需要开展进食条件下的临床研究。

对于微乳、固体分散等特殊的药物制剂，除非该产品只在餐前或餐后服用，否则都需要开展空腹和餐后的生物等效研究。

通常，应在餐后 BE 研究中提供符合 7.4.3.2 项下标准的试验餐。准确的试验餐成分，应按照国家药品管理机构的规定以及当地的饮食习惯确定。对于普通释放制剂的等效性研究，有些情况下可以从 7.4.3.2 项下推荐的试验餐中选取不同热量/脂肪的给药前餐。

试验餐应在给药前至少 30 分钟进食。

7.4.3.2 缓释制剂

为了保证不同的胃肠道状态对仿制和参比制剂的体内行为没有影响，除空腹等效研究外，还需要对仿制和参比制剂进行餐后研究。食物会通过改变处方中 API 的释放行为以及改变胃肠道生理条件，影响药物的体内行为。对于缓释制剂，对食物影响最关注的是进食可能会导致 API 突然、快速地释放，即出现"突释"现象。

在这样的情况下，餐后试验的目的就是选择一种试验餐，去挑战新仿制处方制剂生物利用度对膳食影响的耐受性。为了达到上述目的，应采用能使空腹和餐后胃肠道环境发生最大改变的试验餐，推荐使用高脂肪（脂肪热量约占试验餐的 50%）、高热量（800～1000kcal）的试验餐（2）。试验餐的选择应该考虑当地的风俗和饮食习惯，在研究报告中应提供试验餐的组成及热量信息。

受试者应在给药前 30 分钟开始进食，在给药前进餐完毕。

7.4.4 洗净期

两次给药研究之间的间隔时间应足够长，使上次服用的药物剂量能从体内基本清除。所有受试者的洗净期应相同，通常，间隔时间（洗净期）应不少于该活性成分消除半衰期的5倍。当药物的活性代谢成分有更长的半衰期或者受试者间的 API 消除速率差异大时，还需要考虑进一步延长洗净期。对于上述第二种情况，应当制定更长的洗净期，使得消除速率慢的受试者也能实现药物的清除。在第二个研究周期中，接受给药前应收集受试者的血样，测定血浆中药物或代谢产物的浓度。除非由于药物具有较短的半衰期，否则，洗净期应不少于7天。根据第二周期研究再次给药前的血浆药物浓度，可以估计洗净期是否充分，给药前的血药浓度应不得过 $C_{\max}$ 的5%。

7.4.5 取样次数

为获得药物的 $C_{\max}$、AUC 以及其他参数，应以足够的频率进行血样的取样。取样点应包括给药前、$C_{\max}$ 前至少取 1~2 个点、$C_{\max}$ 附近 2 个点、消除相中的 3~4 个点。因此，获得评价所需的规定的药物代谢动力学参数，至少需要有7个取样点。

对于大多数药物而言，需要的取样次数更多，以弥补受试者间在吸收和消除速率上的差异，从而准确地测定所有受试者血液中 API 的最高浓度（$C_{\max}$）和最终消除速率常数。一般应有足够长的血样取样时段，以保证能获得80%的 AUC（$0 \rightarrow \infty$），但也没有必要取样超过72小时。恰当的收集取样持续时间取决于 API 的性质和药物剂型的特点。

7.4.6 体液样本及收集

在正常条件下，血液应当是测定活性药物成分浓度的生物体液样本。大多数情况下是测定血清或血浆中活性药物成分或者代谢产物浓度。如果活性药物成分主要以原形排泄于尿中，无法测定 API 在血液、血浆中的浓度，且血浆和尿液中的药物浓度具有比例关系，可取尿液测定并估计暴露值。每个样本的体积必须在研究中心进行测定，应尽可能在收集后立即进行，并在报告中给出测定结果。为完成对药物代谢动力学参数的评价，应有足够数量的样本。然而，在大多数情况下，应该避免只进行尿液的数据测定，因为尿样的测定不能获得对 $T_{\max}$ 和 $C_{\max}$ 的评价。

应在证明不会引起待测物降解的条件下对血液、血浆、血清或尿液样本进行处理和保存。应在分析验证报告中包含与样本检测相关的详细信息（见 7.5 节）。

必须在研究方案中明确样本的收集方法。

7.4.7　评价的参数

在生物利用度研究中，血药浓度－时间曲线（药时曲线）的图形和曲线下面积主要用于评价药物吸收的速度（C_{max}，T_{max}）和程度（AUC）。应选择适当的取样点和取样时段，以便能准确地绘制药时曲线，并计算相关参数。以单剂量研究为例，应测量和计算下列参数。

- 零到 t 时刻内药时曲线（血浆/血清/血液浓度－时间曲线）下的面积 AUC_{0-t}，t 是各受试制剂研究中，可定量测定活性药物成分浓度的最后一个取样时间点。应详细说明 AUC 值的计算方法。一般应用线性/对数梯形积分法计算 AUC。不推荐只使用房室模型参数法。
- C_{max} 是观察到的表征活性药物成分或代谢产物在血浆、血清或全血中最大暴露值的血药峰浓度。

AUC_{0-t} 和 C_{max} 通常被认为是生物等效性评价中最相关的参数。此外还推荐对下列参数进行评价。

- 零到 ∞ 时刻药时曲线下面积（$AUC_{0-\infty}$，血浆/血清/血液浓度－时间曲线下的面积）表示药物的总暴露量，$AUC_{0-\infty} = AUC_{0-t} + C_{last}/K_e$；$C_{last}$ 是最后一个样本的药物浓度，K_e 是根据适当的方法计算获得的消除（最终）速率常数。
- t_{max} 是给药后血药浓度到达 C_{max} 的时间。

如需更多信息可计算下列消除参数。

- $T_{1/2}$ 是血浆（血清，全血）半衰期。

缓释制剂的多剂量研究中可计算获得下列参数。

- $AUC\tau$ 是在稳定状态下一个给药间隔时间内的 AUC；
- C_{max}；
- C_{min}（C_{tau}）是一个给药时间段末期的浓度（最小稳态浓度）；
- 峰谷波动因子（C_{max} 和 C_{min} 的差值百分数）。

当药物制剂的释放机制比较复杂时，比如一个制剂中既有普通释放成分又有缓释成分，为保证两个制剂的生物等效性，还需要计算部分 AUC 值等参数。

当使用尿样数据时，应用尿药的累计回收率（A_e）和尿药最大排泄速率替代 AUC 和 $C_{\max}$。

7.4.8 代谢产物的研究

生物等效性评价一般是基于 API 从制剂中释放的浓度，而不是代谢物的浓度测定。与代谢产物的药时曲线相比，API 的药时曲线能更灵敏地反映处方的变更或差异，代谢产物的研究更多的是反映代谢产物的生成、分布和消除情况。

在特殊情况下，比如 API 在血液、血浆或血清中的浓度太低而不能在适当的时间内进行可靠分析，或者当 API 的母体化合物在生物介质中不稳定时，可选择对代谢产物浓度而不是 API 进行测定。

重要的是在研究方案中应明确样本中待测的化合物（API 或代谢产物），并确定哪些化合物的数据用于生物等效性评价。

需要重点指出的是，要将一个待测物质、API 或者代谢产物测定研究的 I 型错误（存伪错误或使用方风险）保持在 5% 的水平。然而，如果从多个待测物质中选择一个以上的物质作为生物等效性研究的评价因素，那么使用方和生产方的风险都会改变（9）。

当测量活性代谢产物时，可能需要调整洗净期和取样次数，以便恰当地确定代谢产物的药代动力学特征。

7.4.9 单一对映异构体的测定

目前，对于大多数生物等效性研究，非立体选择性的含量测定方法是可以被接受的。当对映异构体有不同的药代动力学特性、不同的药效学性质或者暴露值时（异构体的吸收差异会导致 AUC 或 $C_{\max}$ 比值的变化），应采用具有立体选择性的含量测定方法。

7.5 活性药物成分的定量

用于测定血液、血浆、血清或尿液等生物介质中活性成分和（或）代谢产物浓度的生物分析方法，应当是经过充分研究、完全验证并形成系统文件的标准方法。

开展人体临床研究受试者样本检测用生物分析方法的验证，应按照《临床研究质量管理规范》（GCP）、《非临床研究质量管理规范》（GLP）的原则以及严格监管机构（SRAs）发布的生物分析方法验证最新指导原则。

应当在生物样本的分析和验证中，采用最先进的技术原则和程序。

生物分析方法的核心目标就是保证质量活动被认可以及测定方法的可靠性满足下列要求：

（1）选择性/专属性；

（2）定量下限；

（3）响应函数和校准范围（校准曲线）；

（4）准确度；

（5）精密度；

（6）基质效应；

（7）生物基质中待测物的稳定性；

（8）提取物、贮备液和工作溶液中待测物和内标，在整个储存和处理期间的稳定性。

一般地：

- 分析方法应能使待测物质、内标（IS）与样本基质中的内源性物质或其他物质获得分离；
- 作为样本中能被检出的最低浓度，估计的定量下限（LLOQ）应保证该浓度下的待测物能被可靠地定量分析，并具有可接受的准确度和精密度；
- 应了解在特定浓度范围内，仪器的响应与待测物浓度的关系。应在与待测样本相同的基质中加入已知浓度的待测物制备校准曲线所需的标样。一条校准曲线应包括空白样本以及预期研究范围内的一个零值样本和 6~8 个非零值样本；
- 应以三个不同最低浓度的平行加样样本作为质量控制样本，考察一个分析轮次内以及不同分析轮次间的精密度和准确度；
- 当采用质谱分析方法时，应考察基质效应；
- 贮备液和基质中待测物的稳定性考察应覆盖样品制备、分析及储存等所有环节；
- 当受试者样本中有多个待测物时，推荐考察冻融试验、短期室温保存和长期低温保存等实际操作标准条件下待测物与其他物质共同存在下的稳定性；
- 对经过验证的分析方法进行变更后，根据变更的性质，可能不需要再进行完整的验证，部分验证也是可以接受的；
- 当数据来自一个或多个研究中的多个方法，或者来自一个研究多个实验室的同一方法，就需要开展交叉验证；

- 应当对分析方法进行验证后再开展受试者样本的分析。在进行受试者样本分析前，应确认生物分析方法的性能；
- 对于校准和质控标样，应同时与受试者样本在同一轮次内按照相同的方法进行处理；
- 应在研究方案、计划或 SOP 中规定何种情况下可以对受试者样本进行再次分析、再次进样或再次积分。如果没有确切的分析方法方面的原因，不能将整个轮次的所有样本、单个校准用标样或质控样本进行再次进样。在生物等效性研究中，对于药代动力学拟合相关的受试者样本进行再次分析、再次进样或积分，通常不被接受。因为，上述行为会影响研究结果或引起对研究结果的歧义；
- 在分析受试者样本时，为了确认分析方法的精密度和准确度，应当在不同的日期，以单独的分析轮次对受试者样本进行再次分析（按要求进行的样本再分析，ISR）。每个生物等效性研究均应进行 ISR 试验，ISR 试验的程度取决于研究者对分析方法和待测物的深入理解程度；
- 如有可能，应在同一个分析轮次内对同一个受试者在不同给药周期的样本进行分析；

应在分析方案和（或）标准操作规程（SOP）中规定验证的程序、方法和判断标准。应在报告中论述用于支持方法有效或获得方法有效这一结论的所有试验（方法学验证报告）。

受试者样本的测定结果应与校准结果以及质量控制样本的结果，重复分析、再次进样和再次积分的结果（如有）以及有代表性的样本色谱图在分析报告中一并给出。

7.6 统计学分析

在生物等效性评估中，主要关注的是限制发表不真实等效结论的风险。生物等效性试验的统计学分析应显示，仿制药品和参比制剂在临床生物利用度方面没有显著差异。在开始收集数据前就应在方案中规定所用的统计学方法。

评价生物等效性研究的统计学方法，是基于仿制药品和参比制剂的药物代谢动力学参数经对数转换后，由几何均数比值（仿制/对照）的 90% 置信区间确定，并在 5% 的显著水平进行双单侧检验（10）。为确定生物等效性，计算所得的置信区间应落在预先设定的生物等效性限度范围内。上述步骤应决定最后的结论，这个结论对于两个处方都是一样的（也就是说不管是仿制药品与参比制剂相比还是参比制剂与仿制药品相比，结论只有一个，即两者等效或不等效）。

所有依赖浓度的 AUC 和 C_{max} 等药物代谢动力学参数均应经过对数转换，变成以 10 为底的常用对数或自然对数。选择使用常用或自然对数均可，但应前后一致并在研究报告中阐明。

转换为对数形式后，对依赖浓度的药物代谢动力学参数进行方差分析（ANOVA）。通常 ANOVA 分析包括处方、周期、序列或残留效应和受试者因素。

对于对数转换后的生物等效性数据的分析，推荐采用参数分析的方法，即基于正态分布理论的分析方法。

一般的方法是建立"$\mu T - \mu R$"这一量值的 90% 置信区间，如果这个置信区间在规定的限度范围内，就可得出药物代谢动力学等效的结论。置信区间参数的本质就是意味着在 5% 的显著水平（10，11）对假设进行双单侧检验，表明两种药品是等效的。对置信限进行反对数运算就获得了仿制药品和参比制剂的药物代谢动力学参数几何均数比值的 90% 置信区间。

如果有要求，应采用同样的方法进行稳态试验或尿药数据分析。

应给出 T_{max} 的描述性统计表。当认为 T_{max} 与临床相关时，应比较受试药品与对照品的 t_{max} 的中位值和范围，排除具有临床重要意义的数值差异。一般不需要对 t_{max} 进行正式的统计比较。一般情况下，受试者数量不足，不能获得具有足够效力的 t_{max} 统计分析。但是，当 t_{max} 用于统计学分析时，应采用非参数统计方法并对转化前的原始数据进行分析。在预期最大浓度附近应有充足的样本数，以提高 T_{max} 估计值的准确性。对于描述消除相的参数（$T_{1/2}$），应进行描述性统计。

关于确定和处理可能的异常数据的方法参见 7.2.3。不允许仅仅出于统计学或药代动力学考虑而排除数据。

7.6.1 两阶段贯序设计

在有些情况下，无法获得参数预期变异的可靠信息，在此情形下，可采用两阶段贯序研究设计，在研究的第一阶段可以准确估计参数的变异性。对于参加第一阶段研究的受试者数量，一般根据对受试者自身变异的最大估计，并增加适当受试者数避免受试者脱落的影响。可将第一阶段结束时进行的分析视为中期分析。如果第一阶段研究可证实生物等效，即可终止研究。如果第一阶段的研究不能证实生物等效，就需要开展第二阶段的研究，受试者的数量根据个体内变异的估计值、第一阶段数据的点估计值确定，并增加适当的数量。在第二阶段结束时，将所有试验组的数据合并进行最终分析。为了采用两阶段设计，必须采取措施保持总体Ⅰ类错误概率不变，维持 α 值为5%。为此，中期分析和最终分析均应调整显著水平，并按照调整后的显著水平计算置信区间。

  建议在两个研究阶段采用同样的 α 值。案例给出的 α 值为0.0294（12），但是设计者可以决定中期分析 α 值的调整量。第一阶段中期分析可以不减小 α 值，因为此中期分析的目的是为了获得点估计值和变异程度方面的信息，最终的分析要减小总的 α 值，调整常规90%的置信区间。在这种情况下，第一阶段的中期分析不能进行等效性评价并得到等效性结论。在试验方案中必须明确统计分析的计划，包括每次分析所采用的显著性水平。

  合并两阶段数据进行方差分析（ANOVA）的模型应包含一个阶段因素。

  此方法可用于交叉和平行试验。

7.7　可接受的范围

药时曲线下面积（AUC_{0-t}）的比值

  该参数用于度量相对生物利用度，其90%的置信区间应落在80.00～125.00%的生物等效限度范围内。如果药物的治疗窗窄（NTI），基于临床实践的原因，应将可接受的限度范围缩小至90.00～111.11%。

  当用于缓释制剂的对比研究时，多剂量研究中的 $AUC\tau$ 和部分 AUCs 也适用于同样的判定标准。

C_{max} 比值

  通常，可以接受的 C_{max} 均值比值90%的置信区间限度为80.00%～125.00%。但是，用于度量相对生物利用度的这一参数在本质上就比 AUC 比值具有更大的变异性，在某些情况下，C_{max}的变异性会证明生物等效存在挑战。对于 C_{max} 高变异的情形下，证明生物等效的策略详见7.9.3。如果药物的治疗窗窄（NTI），也可将可接受的限度范围缩小至90.00%～111.11%。

  多剂量研究中的 C_{max} 和 C_{tau} 也适用于同样的判定标准。

T_{max}差值

只有存在与作用起效迅速或与不良反应有相关的临床意义时，对 T_{max} 中位值和范围的统计学评价才有意义。

对于其他的药代动力学参数，在应用时同样要考虑上述要点。

7.8 结果的报告

生物等效性研究的报告应按照 GLP 和 GCP 规范给出完整的研究方案、实施研究和评价方法的技术文件。在研究报告的起草过程中，可采用相关的 ICH 指导原则（13）。研究者应在各自负责的报告上署名。应注明负责的研究者名称及其隶属关系、实施研究的地点和日期。

应给出研究中使用到的药品名称、批号以及受试制剂的组分，还应提供在 pH 分别为 1.2、4.5、6.8 以及质量控制（QC）介质中的体外溶出度试验结果。此外，申请者应递交一份署名的声明，确认受试药品与申请注册的药品一致。

应附有生物分析方法的验证报告。当选择 SRA 指南作为研究用生物分析方法的指导文件时，生物分析报告还应包括该指南推荐的有关信息（见7.5 节）。

所有的结果都应进行清晰的表述。各受试制剂的每个受试者的所有药物浓度测定结果和取样时间点都应采用表格的形式表述。按照分析轮次（包括不需要进一步计算的轮次以及包括各分析轮次中所有校准用标样和质量控制样本）还应提供能表明活性药物成分浓度分析情况的结果列表。列表结果应按照适当的格式，标明分析的日期、受试者、研究周期、受试药品（仿制药品或参比制剂）以及给药和取血样之间的时间。应给出利用原始数据计算 AUC 等参数的方法。任何数据的删除都应说明理由。

应采用线性/线性及对数/线性方式绘制每个受试者的血药浓度－时间曲线。应给出所有受试者的数据和结果，包括那些失访和（或）脱落的受试者信息。应报告那些失访和（或）退出的受试者并说明原因。应报告研究期间发生的所有不良反应事件以及对不良事件的医学分类情况。此外，还应报告对上述不良反应事件采取的治疗措施。

按照每个受试者与每个处方的组合进行研究，对于获得的所有药物代谢动力学参数的测定及计算值，应采用描述统计表表述。统计学报告应足够详细，以便有必要时可以重复其统计学分析。如果所用的统计学方法偏离了试验方案中规定的方法，应说明偏离的原因。

7.9 特别考虑的事项

7.9.1 固定剂量复方制剂

如果通过体内试验对固定剂量复方制剂（FDC）的生物等效性进行评估，应遵循前文所述相同的基本原则。应进行仿制 FDC 药品和药剂学等效的 FDC 参比制剂的比较研究。在某些情况下，比如在市场上不能获得对照的 FDC 药品时，可以将各组分的单组分制剂同时给药作为参比制剂（3）。应选择适当的取样时间使所有活性药物成分的药物代谢动力学参数能得到充分的评价。应当在待测物和其他物质共存的条件下，进行生物分析方法的验证，使该方法适用于所有化合物分析。应对收集的所有活性成分的药物代谢动力学数据进行统计学分析；所有活性成分药物代谢动力学参数的比值（受试药品/参比制剂比值）的90%置信区间应在可接受的限度范围内。

7.9.2 临床生物利用度方面的重大变动

原研机构应尽力提供具有良好生物利用度的处方。随着时间的推移，如果原研机构研制了一个更好的处方，这个新处方将作为参比制剂。根据定义，对于已有的药学等效的药品，如果一个新处方的生物利用度超出了可接受的限度范围，两种药品不具有可互换性。

7.9.3 高变异性的活性药物成分（API）

以 ANOVA – CV 为指标，当受试者自身的变动性超过30%时，这样的活性药物成分（API）被定义为是"高变异性的（API）"（14）。对含有"高变异性 API"的药物制剂生物等效性研究，要证明两个制剂生物等效是具有挑战性的，这是因为 ANOVA – CV 越高，90%的置信区间越宽。对于高变异性 API，为获得有意义的统计结果，需要大量的受试者入组。

不同的药品管理机构对于高变异性 API 的处理方式各有不同，目前最严格的措施是，根据参比制剂组相关参数的受试者内的标准偏差，将生物等效的判定标准放宽（15～17）。C_{max} 是等效性评价中应用最广的两个参数之一，也是变异性最大的参数，因此，通常需要对该参数的等效性判定标准进行调整。

对于高变异性药物制剂的生物等效研究，推荐采用三周期部分重复或四周期全部重复交叉研究设计，当受试者重复给药参比制剂时，C_{max}的受试者内变异大于 30% 时，按照参比制剂标度法，可放宽 C_{max} 的生物等效判定限度。当出现上述情形时，C_{max} 的等效判定限度可放宽至 69.84% ~ 143.19%。申请人应说明计算所得的受试者内变异估计值的可靠性，而且也不是逸出值所致的结果。

对于 C_{max} 判定区间的放宽程度，取决于采用参比标度平均生物等效研究中，按照 $[U，L] = \exp[\pm k \cdot S_{WR}]$ 计算所得受试者内变异的大小，U 是判定范围的上限，L 是判定范围的下限，k 为校正因子 0.760，S_{WR} 是参比制剂 C_{max} 取对数后的受试者内标准差。表 A7 - 2 所示为按照上述判定方法，药物的不同变异水平导致不同的体内等效判定限度。

表 A7 - 2　不同变异水平药物的等效判定限度

受试者内变异 CV（%）	下限	上限
30	80.00	125.00
35	77.23	129.48
40	74.62	134.02
45	72.15	138.59
≥50	69.84	143.19

$$CV（\%） = \sqrt{(e^{S_{WR}^2})} - 1$$

C_{max} 的几何均数比值（GMR）应落在 80.00% ~ 125.00% 的传统接受范围内。

AUC 的标准体内等效判定范围应保持不变。当重复给药参比制剂，C_{max} 的受试者内变异小于 30% 时，AUC 和 C_{max} 的标准体内等效判定范围均应保持不变，不得放宽。

对于多剂量研究，当受试者内变异大于 30% 时，可采用类似的方式处理 C_{max}、C_{tau} 及部分 AUC_s。标准生物等效判定范围适用于 AUC_τ，不得放宽。

应在研究方案中明确规定等效的判定方法。在开展研究前，应向拟提交研究数据的所在国国家药品管理机构进行咨询，确保拟定的研究方案符合该国管理机构的要求。

8. 药效学等效研究

当药代动力学方法不可行时，健康志愿者或患者的药效学研究也可用于确定两种药物制剂的等效性。如果不能足够精密和灵敏地定量测定全血、血浆、血清或尿液中的活性药物成分和（或）代谢物，可能就有必要进行药效学生物等效性研究；当然，在目前技术条件下，这是一种极端个例。如果活性药物成分浓度的测量不能替代特殊药物制剂（比如局部发挥作用的药物制剂）对有效性和安全性的终点指标，那么进行人体药效学生物等效性研究也是必需的。对于具有局部治疗作用的药物制剂，作为该制剂生物药剂学质量等效以及在作用部位释放的证明数据，可以考虑开展基于药代动力学的局部研究或结合体外溶出研究，替代临床终点的指标。此外，出于系统安全性的考虑，为了证明系统暴露的等效性，也会要求开展生物等效性研究。

对于 API 能被人体吸收进入全身循环从而具有全身作用的口服制剂，药物代谢动力学研究能评估系统暴露值并确定生物等效性时，不推荐开展药效学研究。因为制剂的药效学或临床终点指标的变异性总是高于生物药剂学质量、释放和吸收参数，药代动力学参数能更灵敏地反映出制剂间的差异。与剂量－药代动力学参数的曲线相比，药效学或临床终点的剂量－响应曲线更为平缓，因此，通过检测的灵敏度，保证研究的内部有效性是关键，即区分相邻剂量的响应差异的能力（剂量变化应有 2～4 倍的响应差异）。必须选择量效关系最显著的剂量区间进行比较，可能需要先开展预研究，确定上述剂量区间。此外，药效学指标测量的变异性通常远大于药代动力学指标。

另外，药效学指标经常受到显著的安慰剂效应的影响，这就增加了指标的变异性及试验设计的复杂性。结果就是，在药效学研究中为了获得有统计学意义的结果，经常需要庞大的病例数入组研究。

进行药效学研究时，必须同生物等效性研究一样严格规范，并必须遵循 GCP 原则（4）。

在计划、实施旨在通过测量药效反应来证明等效性的研究和评估研究结果时，必须考虑下列要求：

- 测定的药效学反应指标应当是药理学或治疗作用等与有效性和（或）安全性要求相关的指标。

- 测定方法必须经过精密度、准确性、再现性和专属性验证。
- 在研究过程中，受试和参比制剂都不应产生最大的反应，因为在给定的处方剂量条件下产生了最大的或接近最大的药效，就可能不能够发现两种产品间的差异。在试验设计中可能需要包括量效反应的考察。
- 应定量测定药效反应，首选在双盲条件下进行检测，药效学指标应可通过仪器产生并记录重复测量的结果，作为药效学研究的记录，来替代血浆药物浓度的测量。当这些测量不可行时，也可记录观测的模拟指标。当获得的数据只具有定性（分类）作用时，就需要适当的专门统计学分析。
- 研究前应对受试者进行筛选，排除对药物没有反应者。必须在方案中给出区分受试者有无反应的判断标准。
- 当可能发生重大的安慰剂效应时，只有在研究设计中提前考虑了潜在安慰剂效应的情况下才能进行药品间的疗效比较研究。也可通过增加第三阶段有安慰剂治疗的研究设计来达到预期目的。
- 在研究设计中必须考虑潜在的病理学和受试者病历。应有可再现的基础指标的相关知识。
- 可采用交差试验设计。当不适宜采用交差设计时应选择平行组研究设计。

仿制和参比制剂的选择依据与 7.3 节所述相同。

在研究中应能记录连续的变动情况，与研究中测定血浆中药物浓度一样，也可记录药物作用强度随时间变化的过程，派生的参数可以表征药时曲线下的面积、最大的效应以及发生最大效应的时刻。

可按两种方式开展仿制和参比制剂的比较研究。

（a）剂量－效应分析或相对效应：仿制与参比制剂药效学响应的比值。这是一种对仿制与参比制剂量效曲线的总体关系的分析。

（b）效应分析：从药效学终点的角度证明等效性（至少两个剂量水平）。

无论上述哪种方式，最基本的要求就是保证研究检测的灵敏度。为了达到灵敏度要求，至少要开展两个非零水平的研究并且一个剂量要比另一个剂量的效应要高。因此，除另有依据外，仿制和参比制剂均需要开展两个剂量以上的研究。如果在量效曲线中选择的剂量太低，证明两个制剂等效就没有说服力，因为这个剂量可能不具治疗效果。同理，如果研究中包含了量效曲线中的最高剂量，那么即使比最高剂量更高的剂量，其药效学指标和最高剂量水平也相近，所以，证明该剂量水平的等效性同样不具说服力。

当采用两种方式进行研究时，应提供全部的研究结果。在两种情况下，仿制和参比制剂比值的置信区间应落在选定的可提供可靠等效证明的等效区间内。对于生物等效研究，应当计算相对效力比值的90%置信区间，采用效应分析时，应计算95%的置信区间。应当指出的是，用于生物等效评价的判定范围可能不适用药效学研究。对于为上述两种方法选定的等效范围，应在方案中明确并阐明其合理性。

9. 临床等效研究

在某些情况下（见5.1节所列的案列，"体内研究"）血浆药物浓度－时间曲线的数据并不适用于两种药品的等效性评估。虽然在某些情况下药效学生物等效性研究可用于药品等效性的评估，然而在其他情况下，因为缺乏有意义的能被测量的药效学参数，就不能进行此类研究；然后不得不进行临床对照研究来证明这两个处方的等效性。当能够通过药物代谢动力学研究进行生物等效性评价时，应首选药物代谢动力学研究方法，因为类似的临床试验灵敏度差。为获得有意义的统计学结果需要数目庞大的受试者。比如，曾经计算过需要8600名患者入组，才能提供具有充分统计学意义的分析结果，以便确定受试药品是否有高于安慰剂20%的疗效（18，19）。与此类似，计算表明需要2600名心肌梗死病例才能确定药物是否使这一风险降低了16%。基于16%这样的终点指标，含有相同活性药物成分的两个处方比较研究将需要更多的受试者数（19）。

如果一个临床生物等效性研究被认为能够证明药物的等效性，那么，同样的统计学原则也适用于药物代谢动力学生物等效性研究，尽管药代动力学研究需要90%的置信水平，而药效学及临床终点研究需要95%的置信水平。入组研究的病例数取决于目标参数的变异性和可接受的范围，通常要远多于药物代谢动力学生物等效性研究所需的受试者例数。

通过在患者身上进行治疗终点的临床试验来建立药物制剂间等效性的方法，还没有达到药物代谢动力学生物等效性研究的先进程度。然而，在方案中需要确定下列重要事项。

- 目标参数通常代表相关的临床终点指标，如果适用并相关，从这些参数可以获得药物的起效时间和作用强度。
- 考虑特定的临床情况，必须根据具体病例确定可接受的限度范围。除其他指标外，这些临床情况还包括疾病的自然进程、可获治疗的疗效和目标参数的选择。与药物代谢动力学生物等效性研究（采用一个常规的接受范围）相反，在临床试验中应根据治疗种类和适应证确定各临床项目的可接受范围的大小。
- 目前采用的统计学方法是计算置信区间。该方法主要关注的是通过比规定值更高的量值，排除受试药品劣于对照药品的可能性。因此，单侧的置信区间［对有效性和（或）安全性］也可能是合适的。可用参数或非参数法确定置信区间。
- 如适用，应在试验设计中包括安慰剂试验。
- 在某些研究中，在最终的对照评价中包含安全性终点指标具有相关性。

仿制和参比制剂的选择依据应与 7.3 节所述的原则相同。

10. 体外等效试验

在过去的 30 年里，溶出度试验已经发展成为表征口服药物制剂质量的强有力工具。溶出度试验最初仅用于质量控制，现在正在成为某些种类口服药物等效性研究的代替工具。对于这类药品（典型的是含有适当性质的活性药物成分的固体口服制剂），体外溶出曲线相似性的比较试验，辅以辅料对比和风险－效益分析，能用于证明仿制和参比制剂的等效性。

应当注意的是，尽管在《国际药典》（20）推荐的用于质量控制的溶出度试验，已经过设计与豁免生物等效研究的溶出度试验一致，但仍不可能满足所有仿制与参比制剂的等效性评估的要求。在其他药典中用于质量控制的溶出度试验，一般与仿制药品的生物等效性评估需要的试验条件不符，因此，不适用等效评价目的。

10.1 体外试验和生物药剂学分类系统

10.1.1 生物药剂学分类系统

生物药剂学分类系统（BCS）基于药物在水中的溶解性和肠

壁中的渗透性。可将活性药物成分分为以下四类。

　　（1）第一类：高溶解性，高渗透性；

　　（2）第二类：低溶解性，高渗透性；

　　（3）第三类：高溶解性，低渗透性；

　　（4）第四类：低溶解性，低渗透性；

　　综合药物制剂的溶出度和活性药物成分的上述两个特性，这三个因素决定了普通固体制剂药物的吸收速度和程度（21）。根据药物的溶出度，普通释放制剂可分为三类，即具有"非常快速"、"快速"或"非快速"溶出特性的药品。

　　根据活性药物成分的溶解性和渗透性，以及制剂的溶出特性，BCS 系统的建立为某些类别的普通制剂提供了豁免体内生物等效性研究的机会。含有窄治疗窗 API 的口服制剂不属于基于 BCS 分类"豁免生物等效性研究"的药品。

10. 1. 1. 1　高溶解性

　　当被 WHO 推荐的最高剂量（如果活性药物成分列入 WHO 的基本药物目录中）或能在市场上获得的口服固体制剂的最高剂量规格（如果活性药物成分未列入 WHO 的基本药物目录中），能在 250ml 或少于 250ml 的水溶性介质（pH 在 1.2 ~ 6.8）中溶解时，这些活性药物成分被认为具有高溶解性。活性药物成分的 pH - 溶解度曲线应在 (37 ± 1)℃ 的水溶液中测定。建议在每一个 pH 条件下至少重复测定 3 次溶解度。

10. 1. 1. 2　高渗透性

　　当根据质量平衡测定方法或者与静脉对照剂量相比，药物的人体吸收程度为 85% 或更高时，这样的活性药物成分被认为具有高渗透性。质量平衡研究或与静脉给药的对照研究剂量应与溶解度分类中的剂量一致，如果不可能，应根据药代动力学的剂量线性范围，确定一个其他合理的剂量。

　　也可接受从公开发表的文献获得的绝对生物利用度或质量平衡研究数据，前提条件是这些数据来源于适当设计的研究。

　　一个可接受的测定活性药物成分渗透性的替代方法是进行人体内肠灌注试验。

　　当该方法用于渗透性研究时，应证明方法的适用性，包括相对于已经证明剂量的吸收比例至少达 85% 的参比药物的相对渗透性的测定，以及阴性对照药品的测定。

　　可通过下列补充试验方法提供支持性的数据。

　　（1）采用动物模型进行体内或原位肠灌注试验；

（2）采用渗透性已知的活性药物成分及经过验证的方法，在培养的上皮细胞单层（例如，Caco‐2）的体外进行渗透性研究，尽管单独方法（1）或方法（2）的数据不被接受。

参考高渗透性或吸收比例已知的一系列参考物，包括一些剂量吸收比例至少为85％的药品，在这些试验中都对药物的高渗透性进行了评价（22）。

10.1.2 根据生物药剂学分类系统豁免生物等效研究的仿制药品溶出特性测定方面的考虑

根据活性药物成分的 BCS 特性，为豁免体内药物代谢动力学生物等效性研究，一种普通释放仿制药品应表现出非常快速或快速体外溶出的特性（见 10.1.2.1 和 10.1.2.2）。体外试验数据也应证明仿制和参比制剂具有相似的溶出曲线。

10.1.2.1 非常快速地溶出

当采用桨法 75r/min 或篮法 100r/min 的转速，在 900ml 或少于 900ml 的下列溶出介质中，15 分钟内药物的溶出不少于标示量的 85％，这样的仿制药品被认为是非常快速地溶出。

（1）pH＝1.2 的 HCl 溶液；

（2）pH＝4.5 的醋酸盐缓冲液；

（3）pH＝6.8 的磷酸盐缓冲液。

推荐使用药典（比如《国际药典》）收录的上述 3 个 pH 的缓冲溶液，溶出介质应不含表面活性剂。当药品含有明胶（比如胶囊和胶囊片）时，由于有交联的风险，可在介质中加入酶（pH 为 1.2 时的胃蛋白酶和 pH 为 6.8 时的胰酶）。

（也参见 10.2 节，溶出曲线的比较）。

10.1.2.2 快速地溶出

当采用桨法 75r/min 或篮法 100r/min 的转速，在 900ml 或少于 900ml 的下列溶出介质中，30 分钟内药物的溶出不少于标示量的 85％，这样的仿制药品被认为是快速地溶出。

（1）pH＝1.2 的 HCl 溶液；

（2）pH＝4.5 的醋酸盐缓冲液；

（3）pH＝6.8 的磷酸盐缓冲液。

溶出介质应不含表面活性剂。当药品含有明胶（比如胶囊和胶囊片）时，由于有交联的风险，可在介质中加入酶（pH 为 1.2 时的胃蛋白酶和 pH 为 6.8 时的胰酶）。

10.2　根据生物药剂学分类系统豁免生物等效研究的评估

基于 BCS 豁免生物等效研究应考虑下列因素。

（a）活性药物成分的溶解性和渗透性（见 10.1 节）；

（b）仿制和参比制剂在 pH 为 1.2、4.5 和 6.8 的介质中溶出曲线的相似性（见下文）；

（c）制剂处方中所用的辅料（见下文）；

（d）根据活性药物成分的治疗指数和临床适应证作出错误的豁免生物等效研究决定的风险（见 5.1 节关于要求进行体内研究证明生物等效的情况）。

只有根据公众健康和病例个体的风险，当存在可接受的利益－风险平衡时，才允许根据本节的指导原则通过体外方法豁免生物等效性试验。

减少风险和辅料的评估

通过修正活性药物成分的类别划分以及遵循下列关于溶出试验和溶出曲线比较的推荐建议，能够减少作出仿制药品与参比制剂等效错误决定的风险。在所有情形下，应进一步证明含有该活性药物成分的仿制药品处方中所用的辅料已经过全面的质量研究，在影响吸收的步骤中，使用的辅料不会导致参比和仿制制剂的差异（比如，对胃肠道运动的影响或转运过程的相互作用），所用的辅料也不会由于相互作用而导致活性药物成分药物代谢动力学特性的改变。

仿制药品中的所有辅料均应经过全面质量研究。甘露醇、山梨醇或表面活性剂等辅料可能会影响药物的生物利用度，应当对这类辅料进行识别并评估其作用。仿制和参比制剂中的这些关键辅料的种类和含量应相近。

除了上述关键辅料必须类似外，对于含有 BCS 第一类活性药物成分的制剂，豁免体内研究时对所用辅料有相当的灵活性。推荐使用参比制剂或在 ICH 国家已上市的仿制制剂所含的辅料。

对于含有 BCS 第三类活性药物成分的制剂，豁免体内研究的仿制制剂辅料的种类应与参比制剂相同，辅料的含量应与参比制剂相近，如有变化，应符合 WHO 关于辅料含量变更的质量限度要求（23）。

作为一般的原则，仿制制剂和参比制剂辅料的组成越接近，基于 BCS 原则作出不适当的豁免生物等效研究决定的风险就越低。

"低"生物利用度和"超高"生物利用度药品

需要进一步关注的是对公众健康和个别患者带来的潜在风险，在生物等效性方面会不会作出不恰当的决定。基本上会出现两种可能的不利结果。

当仿制药品具有低生物利用度时会出现第一种不利结果。在此情况下，用仿制药品替代参比制剂可导致疗效的降低。对于必须达到一定浓度才有疗效的活性药物成分（比如抗生素）最容易受到低生物利用度问题的影响。

当仿制药品具有超高生物利用度时会出现第二种不利结果。在此情况下，用仿制药品替代参比制剂可引起毒性作用。对于接近治疗范围的药物浓度会出现毒性作用的 APIs 最容易受到超高生物利用度问题的影响。基于上述原因，在根据 BCS 决定是否豁免生物等效研究时，治疗指数是重要的考虑因素。

溶出曲线的比较

根据体外溶出研究批准仿制药品时，应基于溶出曲线的比较而不是单点的溶出度试验比较。详细的信息参见附件 1。

10.2.1 以活性药物成分性质为基础的生物药剂学分类系统豁免生物等效研究的溶出试验标准

BCS 的主要应用是为仿制制剂豁免生物等效研究提供判断标准。推荐对含有下列 BCS 分类 APIs 的制剂豁免生物等效研究。

- BCS 第一类 APIs，如果仿制和参比制剂都属于非常快速溶出或具有相似的快速溶出特性；
- BCS 第三类 APIs，如果仿制和参比制剂都属于非常快速溶出制剂。

总之，可按照下列情形对固体口服制剂进行基于 BCS 的体内研究豁免。

1. 高溶解性和高渗透性（BCS 第一类）APIs 的制剂，并且具有快速溶出的特性，含有可接受的辅料量以及良好的风险-效益分析结果，如果还具有如下特性，就符合基于 BCS 的豁免生物等效研究的条件。

（1）制剂具有快速溶出特性（如 10.1.2.2 节中的定义），在 pH 分别为 1.2、4.5 和 6.8 的缓冲液中，桨法 75r/min 或篮法 100r/min 条件下（见 9.2 节），仿制与参比制剂具有相似的溶出曲线性并满足溶出曲线相似的判断标准，即 $f_2 \geqslant 50$（或相当的统计学标准）；

（2）如果参比和仿制制剂均是非常快速溶出的制剂（见10.1.2.1节的定义），那么这两种药品就被认为是等效的，并且没有比较溶出曲线的必要。

2. 高溶解性和低渗透性（BCS 第三类）APIs 的制剂，满足10.2 节中列出的所有标准（a～d），并根据吸收的程度、部位和吸收机制给出了额外的风险 – 利益分析结果，这些制剂就符合豁免生物等效研究的条件。

一般地，当药物的吸收程度较低（特别是当 $F_{abs} < 50\%$），如果吸收部位局限于胃肠道附近的区域和（或）吸收机制服从诱导/竞争机制时，对作出不适当的豁免生物等效研究决定的风险就需要更缜密的评估。如果遇到其中任何一种情况，需要对辅料的组成进行定性和定量详细考察 – 偏离参比制剂越多，作出不适当的豁免生物等效研究决定的风险就越大。

如果认为可以接受作出不适当的豁免生物等效研究决定的风险及其对公众健康和病人个体的风险，那么当参比制剂和仿制制剂都非常快速溶出时（如 10.1.2.1 节中所述，15 分钟时的溶出量为 85%），仿制制剂符合基于 BCS 豁免生物等效研究的条件。

10.3　基于处方剂量比例的豁免生物等效研究

在一定条件下，如果处方所含成分比例相近，可根据溶出曲线比较结果，批准仿制药品的不同规格制剂。

10.3.1　成比例相似的处方

根据本指南的用途，可根据制剂的规格，用两种方式来定义成比例相似的处方。

（1）所有活性和非活性成分在不同规格制剂中比例相同（比如 50mg 规格片剂中活性和非活性成分的量为 100mg 规格片剂中用量的一半，是 25mg 规格片剂中用量的两倍）。

（2）对于在剂型中 API 的用量相对较低（每个剂量单位中的含量不超过 10mg，占总重量的比例不超过 5%）的制剂，不同规格的制剂总重几乎保持不变。

对于（2）所述制剂，符合下列情形时可考虑豁免体内研究。

■ 不同规格制剂中各辅料的量或胶囊内容物量相同，只是 API 的量发生变化；

■ 除由于 API 量的变化导致填充量的变化，各规格制剂的其他核心辅料或胶囊内容物的量保持不变。

10.3.2 根据处方剂量比例进行豁免生物等效研究的认定

10.3.2.1 普通释放片剂

根据处方的剂量比例，当仿制药品按照同样工艺生产，且满足下列条件时，可对多规格制剂豁免生物等效研究。

（1）至少对一个规格的处方已进行适当的等效性研究。如7.4.1 节所述，除非出于安全性考虑或者 API 为高溶解性并具有线性药代动力学特征，会选择一个低规格制剂外，通常选择最高规格进行研究。

（2）所有规格的处方与开展体内研究的规格处方成比例相似。

（3）除不满足漏槽条件的情形外，不同规格片剂在 pH 为1.2、4.5 和 6.8 的质控介质中的溶出曲线相似。如果由于上述三种介质中的任何一种介质不满足漏槽条件，从而导致不同规格的受试制剂溶出曲线不相似，可以通过同一溶出杯内同剂量制剂的溶出曲线一致支持豁免（比如两片 5mg 片剂与一片 10mg 片剂），或者研究表明参比制剂与受试制剂的溶出特性一致。

对基于 BCS 的豁免生物等效研究，如果在 10.2 节推荐使用的所有三中介质中，所有规格的片剂 15 分钟时活性药物成分的溶出量达到标示量的 85% 或更高，就没有必要通过 f_2 检验进行溶出曲线的比较。

对于多规格的普通释放制剂，如果均满足成比例相似的原则，也可采用括弧法，体内研究只需选择最高和最低两个规格即可。

当一个规格的制剂是基于 BCS 豁免而不是体内等效研究获得批准时，对于其他系列的不同规格的制剂，应基于 BCS 豁免原则进行评估，而不是基于剂量成比例相似豁免体内研究。

10.3.2.2 迟释片剂和胶囊

对于迟释片剂，当仿制药品为规格不同的同一剂型，处方规格与开展了体内等效研究的规格成比例相似，在推荐的迟释制剂的试验条件下，比如在酸性介质中（pH 为 1.2）2 小时后接着在pH 值 6.8 的介质中进行溶出试验，如果两种产品表现出类似的溶出曲线，即 f_2 值 >50，那么可保证低规格产品豁免生物等效研究。当考察处方间组成比例时，推荐考察包衣用量与表面积（而不是片芯重量）的比例，即单位表面积的包衣用量相等（mg/cm²）。

对于迟释胶囊，仅通过调整含有活性药物成分的小颗粒数，生产不同规格的胶囊，在推荐用于迟释制剂（见上文）的测定条件下，若新（低）规格胶囊与已批准规格胶囊的溶出曲线相似（$f_2 > 50$），就足以豁免新规格胶囊的生物等效研究。

10.3.2.3 缓释片剂和胶囊

（a）对于缓释片剂，当仿制药品为不同规格同一剂型，处方中活性成分和非活性成分的比例相似，并且具有相同的药物释方机制，推荐采用最高规格的制剂开展体内等效研究。在推荐的缓释制剂的三种质量控制用试验条件下（pH 为 1.2 ~ 7.5）两种规格的处方表现出类似的溶出曲线，即 f_2 值≥50，那么可保证低规格产品豁免生物等效研究。

（b）对于具有渗透泵释放机制的缓释片，在一种推荐介质中进行的溶出曲线比较就满足基于处方剂量成比例豁免体内研究的要求。

（c）对于缓释小丸胶囊，仅通过调整含活性药物成分的小丸颗粒数，生产不同规格的胶囊，基于处方成比例原则，在一种推荐的介质中进行的溶出曲线比较（f_2≥50）就足以证明豁免生物等效研究。

10.3.3 基于处方剂量成比例相似豁免体内研究的溶出曲线比较

对于基于 BCS 的体内研究豁免，可采用非模型依赖的数学方法（比如 f_2 因子）比较两种产品的溶出曲线。两种产品（参比规格[1]和新增规格）的溶出曲线比较应在相同条件下开展。

参比规格和新增规格制剂的溶出取样时间点应一致。比如：

（1）普通释放制剂，5、10、15、20、30、45、60 分钟；

（2）12 小时缓释制剂，1、2、4、6、8、12 小时；

（3）24 小时缓释制剂，1、2、4、6、8、16、24 小时。

f_2 因子的应用详见附件 1。

10.4 非口服制剂的体外等效试验

对于静脉注射用胶束溶液制剂，当处方中的表面活性剂的种类和用量一致，其他辅料显著不同时，如果将制剂成品稀释后，

---

1 参比规格是指体内等效研究中与参比制剂进行了比较的制剂规格。

两种处方形成相似的胶束系统并且 API 从胶束中的释放行为相似，或者能保证进入血液系统的 API 量一致（24），就可以用体外比较研究替代体内研究。

对于局部用药并局部发挥作用的混悬型制剂，如果两种处方含有相同的 API(s) 及相同的摩尔浓度，并且采用用量相当的相同辅料，只要体外研究能保证两个处方具有相似的晶体学结构、粒径分布以及溶出等该剂型特有的体外质量指标，就可以用体外研究替代局部给药、药效学或临床研究。下列所述技术的详细方法并未在指导原则中体现。可从 SRAs 或最新文献中获取相关技术的信息。

（a）与参比制剂具有相同成分及含量的雾化用混悬液，如果混悬液中的颗粒具有相同的晶体学结构、粒径分布，且两个处方具有相当的溶出等体外质量指标，就可能豁免体内研究。另外，仿制处方的雾化后雾滴应与参比制剂具有相似的空气动力学粒径分布。

（b）与参比制剂具有不同成分及含量的雾化用混悬液，除（a）所述条件外，辅料的组成变化不影响雾化效率（比如有无表面活性剂和抑菌剂）和空气动力学粒径分布（比如添加不同量的盐作为等渗调节剂会改变制剂的引湿性）。最终目标就是采用最先进的体外研究技术证明处方间的等效性。应该对处方间辅料的任何差异（种类和用量）进行严格的评价，因为有些辅料（比如防腐剂、等渗调节剂、增稠剂等）种类或用量的改变对某些制剂没有影响，但可能对雾化用混悬液的安全性和（或）有效性产生影响。

（c）对于 API 混悬分散的滴鼻剂，当仿制制剂与参比制剂具有相同成分及含量时，如果混悬液中的颗粒具有相同的晶体学结构、粒径分布，且两个处方具有相当的溶出等体外质量指标，也可能豁免体内研究。

（d）对于 API 混悬分散的滴鼻剂，当仿制制剂与参比制剂具有不同辅料或含量时，除（c）所述条件外，如果辅料的组成变化不影响制剂的有效性和安全性（比如由于对鼻腔的刺激性差异，不同的抑菌剂可能会影响处方的安全性；处方不同的黏度或触变性可能会影响制剂在作用部位的停留时间），也可能豁免体内研究。因此，应该对处方间辅料的任何差异（种类和用量）进行严格的评价。

（e）对于溶液型鼻喷剂，当仿制制剂与参比制剂的辅料组成和用量相同时，可根据 SRAs 规定的一系列体外检测方法豁免体内研究（18，25）。

（f）对于溶液型鼻喷剂，当仿制制剂与参比制剂的辅料组成和用量不同时，除按照（e）项下的规定体外检测结果相似外，还按照（d）项下要求对辅料的种类和用量差异进行严格的评价后，也可豁免体内研究。

（g）对于混悬型鼻喷剂，当仿制制剂与参比制剂的辅料组成和用量相同时，除按照（e）项下的规定体外检测结果相似外，如果混悬液中的颗粒具有相同的晶体学结构、粒径分布，且两个处方具有相当的溶出等体外质量指标，也可能豁免体内研究。

（h）对于混悬型鼻喷剂，当仿制制剂与参比制剂的辅料组成和用量不同时，除按照（e）和（g）项下的规定进行体外检测结果相似外，还按照（d）项下要求对辅料的种类和用量差异进行严格的评价后，也可豁免体内研究。

（i）对于溶液型或混悬型定量吸入气雾剂（PMDI），如果根据 SRAs 的专门指导原则（26）进行一系列检测，表明仿制制剂和参比制剂的体外指标相似，也可豁免体内研究。对于吸入粉雾剂（DPI），除非与参比 DPI 的装置完全一致，一般不考虑体内豁免的可行性。

（j）对于药学等效的外用凝胶制剂，当仿制制剂与参比制剂的辅料种类相同，辅料浓度相当，且 API（s）在制剂中为溶液时（27），可通过体外的膜扩散研究证明等效性。

（k）对于耳用和眼用混悬剂，当仿制与参比制剂的辅料种类和用量相同，且混悬液中的颗粒具有相同的晶体学结构、粒径分布，且两个处方具有相当的溶出等体外质量指标，也可能豁免体内研究。

对于含有高溶解性 API（按照 BCS 分类）且在胃肠道（GI）局部发挥作用的普通释放制剂，按照基于 BCS 豁免体内研究的原则，也可能根据体外溶出研究豁免体内等效研究。

10.5 用于放大和批准后变更的体外等效试验

尽管这些指导原则主要参考了仿制制剂的注册技术要求，但应当注意的是，药物制剂成品获批后进行了允许的处方或生产工艺变更后，在某些情况下，体外溶出试验也可能适用于确认变更前后制剂质量及性能特点的相似性。有关何种情形下溶出试验可用于支持产品变更的更多信息，请参见 WHO《药品变更指南》。

参考文献

1. Agreement on Trade – Related Aspects of Intellectual Property Rights. Marrakesh Agreement Establishing the World Trade Organization, 1994, Annex 1 C.

2. HHS/FDA Guidance for industry: bioavailability and bioequivalence studies for orally administered medicine products – general considerations. Rockville (MD): Department of Health and Human Services, US Food and Drug Administration; 2003 (http://www.fda.gov/downloads/Drugs/GuidanceComplianceRegulatoryInformation/Guidances/ucm070124.pdf, accessed 20 February 2015).

3. Guidelines for registration of fixed – dose combination medicinal products. In: WHO Expert Committee on Specifications for Pharmaceutical Preparations: thirty – ninth report. Geneva: World Health Organization; 2005: Annex 5 (WHO Technical Report Series, No. 929): 94 – 142.

4. Guidelines for good clinical practice for trials on pharmaceutical products. In: WHO Expert Committee on the Selection and use of Essential Medicines: sixth report. Geneva: World Health Organization; 1995: Annex 3 (WHO Technical Report Series, No. 850): 97 – 137.

5. Handbook. Good laboratory practice (GLP). Quality practices for regulated non – clinical research and development, second edition. Geneva: World Health Organization, on behalf of the Special Programme for Research and Training in Tropical Diseases; 2009.

6. Guidelines for organizations performing in vivo bioequivalence studies. In: WHO Expert Committee on Specifications for Pharmaceutical Preparations: Fortieth report. Geneva: World Health Organization; 2006: Annex 9 (WHO Technical Report Series, No. 937).

7. Julious SA. Sample sizes for clinical trials with normal data. Stat Med. 2004; 23 (12): 1921 – 86.

8. Revision/update of the guidance on the selection of comparator pharmaceutical products for equivalence assessment of interchangeable multisource (generic) products. In: WHO Expert Committee on Specifications for Pharmaceutical Preparations: forty – ninth report. Geneva: World Health Organization; 2015: Annex 8 (WHO Technical Report Series, No. 992).

9. Midha KK, Rawson MJ, Hubbard JW. Commentary: the role of metabolites in bioequivalence. Pharm Res. 2004; 21 (8): 1331 – 44.

10. Schuirmann DJ. A comparison of the two one – sided tests procedure and the power approach for assessing the equivalence of average bioavailability J Pharmacokinet Biopharm. 1987; 15 (6): 657 – 80.

11. Westlake WJ. Bioavailability and bioequivalence of pharmaceutical formulations. In: Peace KE, editor. Biopharmaceutical statistics for drug development. New York: Mar-

cel Dekker; 1988: 329 – 52.

12. Pocock SJ. Group sequential methods in the design and analysis of clinical trials. Bi-
    ometrika. 1977; 64 (2): 191 – 99.

13. ICH E3, Structure and content of clinical study reports. Geneva: International Confer-
    ence on Harmonisation (ICH) Secretariat/IFPMA; 1995.

14. Blume HH, Midha KK. Bio – International 92, Conference on bioavailability, bio-
    equivalence and pharmacokinetic studies. J Pharm Sci. 1993; 82 (11): 1186 – 9.

15. Tothfalusi L, Endrenyi L, Midha KK, Rawson MJ, Hubbard JW. Evaluation of bio-
    equivalence of highly variable drugs and drug products. Pharm Res. 2001; 18 (6):
    728 – 33.

16. Tothfalusi L, Endrenyi L, Midha KK. Scaling or wider bioequivalence limits for highly
    variable drugs and for the special case of C (max) . Int J Clin Pharmacol Ther.
    2003; 41 (5): 217 – 25.

17. Tothfalusi L, Endrenyi L. Limits for scaled average bioequivalence of highly variable
    drugs and drug products. Pharm Res. 2003; 20 (3): 382 – 9.

18. Yusuf S, Wittes J, Friedman L. Overview of results of randomized clinical trials in
    heart disease. II. Unstable angina, heart failure, primary prevention with aspirin, and
    risk factor modification. JAMA. 1988; 260 (15): 2259 – 63.

19. The Studies of Left Ventricular Dysfunction (SOLVD) Investigators. Effect of enalapril
    on survival in patients with reduced left ventricular ejection fractions and congestive
    heart failure. N Engl J Med. 1991; 325: 293 – 302. DOI: 10.1056/NE-
    JM199108013250501.

20. The International Pharmacopoeia. Geneva: World Health Organization (www. who. int/
    medicines/publications/pharmacopoeia/, accessed 5 January 2015) .

21. Amidon GL, Lennernäs H, Shah VP, Crison JR. A theoretical basis for a biopharma-
    ceutic drug classification: The correlation of in vitro drug product dissolution and in vi-
    vo bioavailability. Pharm Res. 1995; 12: 413 – 20.

22. Yu LX, Amidon GL, Polli JE, Zhao H, Mehta MU, Conner DP, et al. Biopharma-
    ceutics Classification System: The scientific basis for biowaiver extensions. Pharm
    Res. 2002; 19: 921 – 5.

23. WHO guidelines on variations to a prequalified product. In: WHO Expert Committee
    on Specifications for Pharmaceutical Preparations: forty – seventh report. Geneva:
    World Health Organization; 2013 (WHO Technical Report Series, No. 981): 154.

24. Guideline on the investigation of bioequivalence, London: Committee for Medicinal
    Products for Human Use (CHMP), European Medicines Agency; 2010 (http: //
    www. ema. europa. eu/docs/en_ GB/document_ library/Scientific_ guideline/2010/
    01/WC500070039. pdf, accessed 5 January 2015) .

25. European Medicines Agency – Compilation of individual product specific guidance on
    demonstration of bioequivalence. London: European Medicines Agency; 2014 (ht-

tp：//www. ema. europa. eu/docs/en_ GB/document_ library/Scientific_ guideline/2014/12/WC500179395. pdf, accessed 20 February 2015）.

26. HHS/FDA Draft guidance for industry, bioavailability and bioequivalence studies for nasal aerosols and nasal sprays for local action. Rockville（MD）: US Department of Health and Human Services, Food and Drug Administration, Center for Drug Evaluation and Research（CDER）; 2003.

27. HHS/FDA Guidance for industry, nonsterile semisolid dosage forms scale – up and postapproval changes: chemistry, manufacturing, and controls; in vitro release testing and in vivo bioequivalence documentation. Rockville（MD）: US Department of Health and Human Services, Food and Drug Administration, Center for Drug Evaluation and Research（CDER）; 1997.

延伸阅读

1. Committee for Medicinal Products for Human Use/European Medicines Agency Guideline on the requirements for clinical documentation for orally inhaled products（OIP）including the requirements for demonstration of therapeutic equivalence between two inhaled products for use in the treatment of asthma and chronic obstructive pulmonary disease（COPD）.（CPMP/EWP/4151/00 rev 1）. London: CHMP/EMA; 2009（http：//www. ema. europa. eu, accessed 5 January 2015）.

2. European Medicines Agency. Reflection paper on guidance for laboratories that perform the analysis or evaluation of clinical trial samples. London: EMA; 2010（EMA/INS/GCP/532137/2010）. Fares HM, Zats JL. Measurement of drug release from topical gels using two types of apparatus. Pharm Tech. 1995; 52 – 8.

3. International Conference on Harmonisation. ICHE6. Good clinical practice: consolidated guidance, Geneva: ICH; 1996（http：//www. ich. org/products/guidelines/efficacy/article/efficacy – guidelines. htm）.

4. Moore JW, Flanner HH. Mathematical comparison of curves with an emphasis on in vitro dissolution profiles. Pharm Tech. 1996; 20: 64 – 74.

5. Shah VP, Tsong Y, Sathe P, Liu JP. In vitro dissolution profile comparison – statistics and analysis of the similarity factor, f2. Pharm Res. 1998; 15: 889 – 96.

6. WHO. General guidance on variations to multisource pharmaceutical products.（QAS/14. 575）.

7. WHO. In: WHO Expert Committee on Specifications for Pharmaceutical Preparations: forty – first report. Geneva: World Health Organization; 2007 Annex 6（WHO Technical Report Series; No. 943, 2007）.

8. WHO. Good clinical laboratory practice（GCLP）. Geneva: World Health Organization, on behalf of the Special Programme for Research and Training in Tropical Diseases; 2009.

附件 1　关于溶出曲线比较实施和评价建议

应在相同试验条件下比较两种药物制剂成品（FPPs，受试制剂和参比制剂或者同一生产商的两种不同规格的产品）的溶出曲线。除 0 时刻点外，应至少测定 3 个时间点的溶出，受试制剂和参比制剂的取样时间点应相同。取样时间的间隔应能科学合理地进行溶出曲线的比较（比如普通制剂的取样时间点为 5、10、15、20、30、45、60 分钟时取样）。15 分钟的取样点对于判定一个制剂是否属于非常快速溶出类型以及是否必须计算 f_2 因子是关键时间点。对于缓释制剂，设定的取样时间点应覆盖预期的整个释放过程，比如长释放时间的制剂，除了 12 小时释放制剂的取样点：1、2、3、5、8 小时外，还应增加适当的取样点。

应当在覆盖人体生理条件的至少三种介质中开展研究，包括 pH1.2 的盐酸溶液、pH4.5 和 6.8 的缓冲溶液。推荐使用《国际药典》的缓冲液，也可采用其他法定标准中具有相同 pH 和缓冲容量的缓冲液。特别是当 API 在缓冲液中不稳定导致数据不可用时，水可以作为额外的介质。

如果受试制剂和参比制剂 15 分钟时的溶出量均超过 85%，可认为两个制剂溶出曲线相似（不用计算）。否则：

■ 用下列公式计算相似因子（f_2）并得出仿制制剂和参比制剂的溶出曲线相似性

$$f_2 = 50 \, LOG \left\{ [1 + 1/n \sum nt = 1 \, (R_t - T_t)2] - 0.5 \times 100 \right\}$$

公式中的 R_t 和 T_t 分别是参比和仿制制剂在给定的第 n 个时间点时的累积药物百分溶出量。

f_2 值为 50～100 时，提示两条溶出曲线相似。

■ 当参比制剂的溶出量达到 85% 时，该时间点即为溶出量最大的取样时间点；

■ 由于 API 的溶解性差或剂型的释放机制原因，制剂的溶出量达不到 85% 时，可开展溶出测定直至达到平台期；

■ 每条溶出曲线至少应进行 12 个独立剂量单位（片或粒）的溶出测定，每个取样时间点的平均溶出量用于相似因子 f_2 的测定。第一个时间点（最长 10 分钟）平均溶出量的变异系数应不大于 20%，其他时间点的变异系数应不大于 10%；

■ 进行迟释制剂比较时（肠溶包衣制剂），推荐的测定条件是酸性介质（pH1.2）2 小时，pH 为 6.8 的缓冲介质；

■ 进行缓释小丸胶囊的比较研究时，如果仅通过调整含活性药物成分的小丸颗粒数，就可生产不同规格的胶囊，一种介质（通常是释放介质）就足够了；

■ 应避免在溶出曲线比较研究中采用表面活性剂。

仅声明 API 在任何介质中均不溶是不够的，还应提供不含表面活性剂的介质中的溶出曲线。应对选择的表面活性剂种类和浓度进行说明。使用的表面活性剂浓度应不影响溶出方法的区分能力。

附录8 可互换多来源（仿制）药品等效评估用对照药品的遴选指南

1. 简介
2. 背景
3. 一般原则

参考文献

1. 简介

近年来，对药品质量保证和监管的需求持续增加。大量的多来源（仿制）药品正在许多不同的公司和不同的国家生产，这可能会导致产品质量问题。在全球范围内，不仅要关注出口和进口多来源产品的质量、安全以及疗效的问题，还应当关注这些产品的可互换性。

过去，基于科学和监管环境，国际社会一直考虑建立国际对照药品系统的可行性。这一倡议使得在 2002 年推荐发布了可互换多来源（仿制）药品等效评估用对照药品的遴选指南（1）。自该指南发布以来，世界卫生组织（WHO）基本药物目录（EML）已修订多次，许多目录上的产品不再销售和（或）可获得，这意味着需要对世界卫生组织药品标准专家委员会推荐的对照药品目录进行更新。

鉴于对照药品的复杂性，决定建立两个新的、独立的指导性文件：一个是关于对照药品的遴选，包括如何选择对照药品的一般性指导；另一个给出国际上对照药品目录。这样便于更新和维护。

2. 背景

建立多来源（仿制）药品互换性的注册要求指南（2），旨在为药品监管机构和企业提供推荐标准，为所在国的多来源（仿制）药品批准提供指导。为保证多来源产品的互换性，指南提出了体内和体外研究的相关要求。

多来源药品应与原研产品在质量、疗效和安全性方面符合相同的标准。此外，应当提供合理的证据，保证多来源药品与对照药品治疗等效并具有可互换性。对于高水溶性药物的非肠道给药制剂，通过执行药品生产质量管理规范（GMP）并提供符合相关药典质量标准的证明材料就可以保证药品的可互换性。

本指南对以往公布的目录（1）以及对照药品遴选的相关章节（3，4）进行了更新。该信息还可供医药采购机构用。

对照药品遴选标准的发展历程见表 A8 – 1。

表 A8 - 1　对照药品遴选标准的发展历程

年	发展历程	描述
1996 年前	药品监管机构国际会议（ICDRA）（1991 和 1994）为多来源药品的研发及互换性提出了推荐的国际标准和要求；世界卫生组织启动该倡议	在国际对照药品目录遴选标准或相关已有目录方面没有达成共识。可以选择最广泛使用的（主流）上市产品或首先上市的产品。出于这个原因，不同国家使用的对照药品可能存在显著差异
1996 年	提出了遴选参比制剂的问题	多来源（仿制）药品：建立可互换性注册要求指导原则（世界卫生组织技术报告系列，863 号），附录 9（附件 7 "参比制剂的遴选"）
2002 年	世界卫生组织发布了第一个可互换多来源（仿制）药品等效评估用国际对照药品目录	可互换多来源（仿制）药品等效评估用对照药品的遴选指南（世界卫生组织技术报告系列，902 号），附录 11
2006 年	阐明了对照药品遴选的 "优先排序" 原则	多来源（仿制）药品：建立可互换性注册要求指导原则（世界卫生组织技术报告系列，937 号），附录 7

3. 一般原则

对照药品被定义为拟在临床实践中用多来源药品替代的药品。

作为一般原则，多来源药品应与对照药品符合同样的质量、安全性和有效性标准。此外，应按照拟替代的对照药品的检验标准，对多来源药品的质量指标进行检验。

通常，国家或区域监管机构负责本国或区域的对照药品遴选。

原研药品通常是最合乎逻辑的对照药品，因为经过上市前和上市后的研究，原研药品的质量、安全性和有效性已得到充分评估，并且，药品的安全性和有效性数据与制定的药品质量标准之间，通常具有关联性。当然，这些产品可能并不总是容易获得或可能已经撤市。因此，选择的对照药品通常是用量最大的药品（市场领导者），或者首先在该市场推出的药品。基于上述原因，不同国家选择的对照药品可能存在显著差异。

原则上，国家药品监管机构会按照下列先后顺序开展对照药品的遴选。

1. 如果原研药品已获得某国的上市许可（"国家授权的原研药品"），选择质量、安全性和有效性确切的原研药品作为对照药品；

2. 获得该国药品监管机构批准并在国内市场领先的药品；

3. 选择 WHO 推荐的国际对照药品目录中的药品作为对照药品或者采用认证部门推荐的活性药物成分生产的药品；

4. 由严格监管机构即 ICH 国家或协作国家批准的原研药品；

5. 在 ICH 及其协作国家获得批准的药品；

6. 如果根据上述原则，不能确定原研药品。申请者必须仔细选择对照药品并对其合理性进行全面的评价。按照先后顺序，最重要的筛选标准如下：

（1）通过 WHO "认证"的药品；

（2）在专家审评的科学刊物中被广泛报道的临床试验用对照药品；

（3）上市后长期监督过程中没有问题的药品。

另外，对照药品应符合药典或相关法定质量标准。

应当重点注意的是，基于与未获国家上市批准的对照药品的比较研究（包括互换性研究），而被批准的多来源药品，与目前市场上的国产药品可能具有（或不具有）可互换性。

申请者应科学合理地选择对照药品。应报告对照品药品的产地（国家）、批号和有效期。

强烈建议购买对照药品之前咨询相关监管机构。

向 WHO 药品认证部门提交的研究中涉及的对照药品遴选信息，可在世界卫生组织网站（www. who. int/prequal）及 WHO 对照药品目录（1）查阅。

参考文献

1. Guidance on the selection of comparator pharmaceutical products for equivalence assessment of interchangeable multisource（generic）products. In：WHO Expert Committee on Specifications for Pharmaceutical Preparations：thirty – sixth report. Geneva：World Health Organization；2002：Annex 11（WHO Technical Report Series，No. 902）.

2. Guidelines on registration requirements to establish interchangeability for multisource（generic）pharmaceutical products. In：WHO Expert Committee on Specifications for

Pharmaceutical Preparations: forty – ninth report. Geneva: World Health Organization; 2014: Annex 7 (WHO Technical Report Series, No. 992).

3. Multisource (generic) pharmaceutical products: guidelines on registration requirements to establish interchangeability. In: WHO Expert Committee on Specifications for Pharmaceutical Preparations: fortieth report. Geneva: World Health Organization; 2006: Annex 7 (WHO Technical Report Series, No. 937).

4. Multisource (generic) pharmaceutical products: guidelines on registration requirements to establish interchangeability. Revision. In: WHO Expert Committee on Specifications for Pharmaceutical Preparations: forty – ninth report. Geneva: World Health Organization; 2014: Annex 7 (WHO Technical Report Series, No. 992).

附录9　审评质量管理规范（GRevP）：国家及区域监管机构指导原则[1]

背景

面向国家及区域监管机构的审评质量管理规范（GRevP）指导原则，源于亚太经合组织（APEC）的监管协调指导委员会（RHSC）与世界卫生组织（WHO）的合作。这是全球第一个关于审评质量方面的指导原则，阐述了2012年国际药物监管机构（ICDRA）会议确定的重要议题。虽然RHSC并不直接制定指导方针，但RHSC与合作伙伴秉承共同原则，为WHO制订指导方针提供支持并合作实现共同目标。

2013年6月，RHSC与世界卫生组织建立了专家工作组，制定起草涵盖药品和医疗器械的GRevP文件，并于2014年初提交世界卫生组织。随后按照世界卫生组织规定的咨询程序进行审核，以期被世界卫生组织药品标准专家委员会和生物标准化专家委员会批准并成为世界卫生组织的指导原则。药品标准专家委员会第四十九次会议通过了这些新的关于药品监管机构的GRevP。

---

[1]　亚太经合组织（APEC）监管协调指导委员会（RHSC）审评质量管理规范（GRevP）工作组成员包括澳大利亚、加拿大、中国台北、日本、韩国、沙特阿拉伯、新加坡、美国、监管科学创新中心（CIRS）、FDA国际同仁会（FDAAA）。

1. 简介

1.1 目的

本文件旨在为成熟的监管机构（RA）提供高水平的审评质量管理规范（GRevP）原则。本文件不用于提供如何进行科学审评的详细指导。

本文档被设定为一组工具中的一个模块，并且可以在将来充分扩展以容纳新增的附录。

1.2 背景

监管机构一直在寻求提高效率并确保质量的方法。GRevP 就是一个专注药品审评与监管实践密不可分的环节。药品审评就是针对申请的产品进行高度复杂、多学科的综合评价，以确保上市药品安全、有效[1]和质量可控。上述要求是科学监管的基础。

监管机构一定程度上可实现按时限审评（即在指定的时间范围内完成）以及审评的可预测性、一致性、公开、透明、效率和质量会对公众健康产生重大影响（例如，会影响到患者对重要药品的可及性，以及政府和申请人的成本）。实施 GRevP 可以帮助监管机构在审评过程中具有确保优化流程并作出基于事实的科学决策所必须的批判性思维能力及工具。GRevP 还有助于监管机构之间通过审评报告和监管规范进行交流，增强相互了解。

通过结构调整或逐步实施 GRevP，多个监管机构已经引入监测和完善审评方法的机制。监管机构应该考虑在现有资源和法律要求的框架内实行最优审评模式。本文件中描述的 GRevP 原理和因素可供监管机构借鉴，实现持续改进的目标。

1.3 审评质量管理规范（GRevP）的定义

GRevP 是与药品审评相关的程序、格式、内容和管理文件。GRevP 旨在实现审评过程的及时、可预期、一致性、公开、透明、高效及高质量。通过建立一系列审评工具［例如，标准操作程序（SOP）和模板］和审评人员的培训（例如，培训课程、指导和讨论会）实现上述审评目标。为持续改进 GRevP，应不断对

---

1 有效（effectiveness）是医疗器械用术语，本文件中的有效采用 efficacy。

其进行评估和更新。

1.4 范围

本文件适用于审评药品上市申请过程中涉及安全性、有效性和质量的数据。

虽然本文件旨在为人用药物、生物制品及高风险医疗器械的审评提供指导，但这些概念也可应用于其他类型的药品审评。同样，这些概念也可以应用于新产品临床研究、新药申请及上市后研究等全生命周期。

2. 术语

以下定义适用于本文件中使用的术语。在其他文件的语境下会有不同的含义。

申请人 提交新药产品上市、现有上市产品更新或现有上市授权变更申请的人或公司。

申请 申请人向监管机构提交的开展基于事实的审评，并作出上市许可决定的相关信息。

监管质量管理规范（GRP） 参考世界卫生组织关于 GRP 的指导原则（目前正在制定中）。

审评质量管理规范（GRevP） 药品审评中相关的程序、格式、内容和管理文件。

上市授权 也称为产品许可证或注册证。由相关药品监管机构在评估产品的安全性、有效性和质量后颁发的，授权企业上市销售或免费分发药品的法律文件。在药品质量方面，授权文件应提供产品的详细组成、处方，以及产品和成分的质量要求；还应包括包装、标签、储存条件、保质期以及批准的使用范围等详细信息。

审评原则 为保证实现审评目标，监管机构实施 GRevP 的重要元素。

项目管理（审评程序） 为保证在规定时限内全面完成高质量审评所需的规划、组织和资源。

质量管理（QM） 与质量相关的指导和控制活动。

质量管理（QM）体系 为保证产品或服务的质量满足规定要求所必须的设施，包括组织结构、程序、流程、资源和系统措施。

监管机构（RA） 负责对药品注册及相关活动进行监管的机构。

监管融合 通过采用国际公认的技术指南、标准和规范，逐步实现监管要求、策略和系统的趋同或一致的过程。

审评 评估申报的药品是否满足基于科学和事实的安全、有效和质量标准，是一项高度复杂且涉及多学科的工作。审评是监管决定的科学基础。形式审查作为审评程序的第一阶段（有时候被称为筛选），是开展技术审评前的流程，目的是确保申请材料的完整性，以便随后更好地进行技术审评。

审评策略 审评员或团队用来审评药品的方法或行动计划。

标准操作规程（SOP） 经过授权的书面程序，用来提供执行操作说明（可以是通用或特定的操作）。

透明度 以书面形式公布相关政策和程序的文件，向公众提供决策的理由。

3. 审评的原则

正如 GRevP 的定义所述，GRevP 的目标是帮助完成技术审评工作。审评的原则阐述了对于监管机构实施 GRevP 非常重要的元素。在表格 A9 – 1 中按英文字母顺序列出了 10 个关键原则。虽然不是指令性的规定，但可以作为监管机构实施和建设 GRevP 的可靠基础。

表 A9 – 1　GRevP 的 10 个关键因素

---

1. 均衡（balanced）　良好的审评是客观和公正的。

2. 考虑实际情况（considers context）　在考虑申请人的数据和结论时，良好的审评应根据用途、储存条件、患者、专业医护人员及其他监管机构的分析和决策信息作出决定。

3. 循证（evidence – based）　良好的审评是以证据为基础，综合考虑科学和监管法规的艺术。将立法、监管/政策框架与新兴科学相结合。

4. 识别信号（identifies signals）　良好的审评能够全面体现申请人和审评员关注的潜在领域。

5. 调查并解决问题（investigates and solves problems）　良好的审评能为申请人和审评员提供深入分析以及对关键科学数据进行评价，并能使用问题导向、监管灵活性、基于风险的分析及综合技能来设计和推荐解决方案或可能的替代方案。

---

6. 建立关联（make linkages） 良好的审评需要对申请资料中的临床前、非临床、临床、化学/生物相容性、生产过程和风险管理方案等相关信息，进行全面的综合分析。应及时与申请人、内部利益相关者沟通和咨询，必要时，还应与具有专业知识的外部利益相关人员沟通。

7. 彻底（thorough） 良好的审评反映了审评员对所有问题的充分了解与跟踪。

8. 利用关键分析（utilize critical analyses） 良好的审评需要对申报资料的数据、拟定标签说明书及相关解释的科学伦理、相关性和完整性进行系统评估。

9. 充分记录（well‑documented） 良好的审评提供基于申请人提交材料的全面报告与结论，以及审评员作出决定的理由。应该包含清晰、简明的建议，可以经得起所有相关方的审查。

10. 良好管理（well‑managed） 良好的审评应当按照明确规定了审评具体步骤及预期目标的项目和质量管理流程进行。

4. 审评的管理

为最大限度地发挥对公共卫生的促进作用，并充分有效利用审评资源，监管机构应积极地开展药品申请审评的流程管理。监管机构应明确规定审评流程中的每个步骤，对每个步骤都明确特定的行动和目标。

规范的项目和质量管理对监管体系的良好运行至关重要。对审评工作进行规范的计划和监督，在监管机构内开展及时、集思广益的沟通，并为审评员提供明确的工作指导，能最大限度提高审评的效率和效果。

4.1 项目管理

审评过程中的项目管理是指利用规划、组织和必要的资源，在指定的时限内高质量完成全面审评。

每个监管机构都有独特的技术对药品申请的审评过程进行监督。例如审评员可以使用简单的表格或电子表格、项目负责人可以使用计算机软件同时监控多个申请的审评。应定期收集并分析数据，评估审查策略在审评时效性方面的有效性（见第 7 节）。

最适合监管机构的技术将能够：

（1）通过数据显示单个申请以及同一时间显示多个申请的审

评进度；

（2）通过数据分析可以帮助决策，兼顾工作量与资源；

（3）相关人员可以对监控结果进行处理或分析。

随着监管机构的资源和工作量的变化，应相应调整项目管理涉及的技术和复杂性。

4.2　质量管理

质量管理（QM）是对一个机构的质量活动进行指导和控制的协调活动。一个机构的质量管理管理体系就是为保证产品或服务的质量满足规定要求所必须的设施，包括组织结构、程序、流程、资源和系统措施。

在监管机构中，质量管理应制定确保 GRevP 实施到位必须的、能定期审核并持续改进的标准化程序。除了可使质量活动稳定和提供可预期的程序和流程外，质量管理的最终目标是保证监管决策和措施的稳健性。

监管机构的质量管理系统受许多因素的影响，包括机构的规模和资源、权威性、特定目标、工作流程及组织构架。但是，即使资源有限的监管机构也能够构建质量体系的关键要素。质量管理的顺利实施不仅需要高级管理层的担当，更需要机构中每个人都各负其责。

质量循环由四个关键部分组成：规范要做什么；按制定的规范做；证明规范；完善规范。

这个循环确保 GRevP 不仅仅是深奥的指导方针（规范要做什么），而是将其精髓已经融入到机构的日常工作中（按制定的规范做）。质量管理的重要性在于既可以帮助机构对监管工作进行审查（证明规范），并在必要时依据不断发展的监管科学、建立新的审评程序或流程，使审评工作与时俱进（完善规范）（图A9-1）。

4.2.1　规范要做什么

■ 提供关键文件，例如 SOP 和评估模板。

■ 确定决策过程，例如决策框架，审评中沟通及完成的时间框架，使用邀请外部专家，公开会议和同行评审。

4.2.2　按制定的规范做

■ 按照关键文件中的要求实施审评，并遵循特定的时间要求。

质量管理方法　　　　　　达到Grevp的质量管理方法

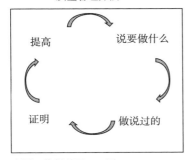
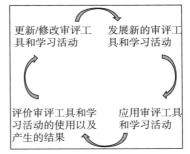

来源：依据美国FDA图

图 A9 – 1　质量管理流程

■ 提供专业提升、指导和定期的在职培训。

■ 记录和收集关键文件，例如会议记录和电话会议时间、备忘录、信件和报告。

4.2.3　证明规范

■ 确保审评程序和模板始终如一，并得到解读，通过内部和外部专家对审评程序进行定期评估。

■ 评估监管决策对公共卫生的影响，例如通过经验教训的实例分享，了解评估审评决定对疾病、卫生保健系统和其他方面的潜在影响。

4.2.4　完善规范

■ 定期审查文档和决策过程。

■ 考虑改进审查和决策过程，例如：对审评报告进行内部评估；同行审议；内部质量审核；自我评估；利益相关部门反馈分析；与其他监管部门合作进行批准后分析；公众和申请人及对公共卫生的影响分析。

■ 利用最新的评价手段以及科技进展改进工作实践。

实施质量关系是一个迭代过程，其中包含了之前改进流程和决策的经验教训。

4.3　标准操作规程（SOP）

创建和采用一组 SOP 使监管机构能够：

■ 当多个审评员审评同一个申请的不同部分或有多个申请同时

审评时，建立工作流程并便于项目管理；

- 对申请的处理和审评尺度统一；
- 方便员工培训。

SOP 是经过授权的书面程序，用于提供执行操作说明（通用和特定操作）。SOP 中一步一步地描述操作程序（或过程）。整个 SOP 可以详细也可以简短，但应该描述从开始到结束的整个过程。SOP 应明确地阐明正在执行工作的相关指令并保持一致性。

SOP 既可以包含有助于操作流程的其他工具，也可以创建附件提供更详细的指导。这些配套文件（例如审评员指南、模板和检查表）可以详细描述如何执行和处理特定程序及情况。

为便于理解，模板和清单应以结构化方式呈现申请信息。模板用于提示用户具体信息，同时检查清单，确保申请人已提供必要的信息或特定任务已经完成。模板和清单还可以培训审评员和审评小组，帮助了解如何以一致的结构化方式提供和处理信息。

虽然 SOP 通常只应用于监管机构内部，但是将模板和清单向申请人公开有助于确保相互之间的交流和帮助申请人了解要提交审评的材料信息。SOP 可以为申请人提供指导方针，以提高透明度，并指导申请人如何提交高质量的上市许可申请。申请人指南可以留用逐步提供的方法，在完全公开之前事先通知申请人。

SOP、指南、模板和清单需要随着技术进步或监管理念的变化而更新（在某些情况下甚至取消）。这种更新可能与多种影响因素有关，包括科学进步、国际协调指导方针、审评策略改变、可用资源、申请量增加、协作工作和国家法律法规等。

4.4 审评流程

审评药品申请中的两个关键阶段是形式审查和技术审评。先进行形式审查的目的是确保申请资料的完整性，以便于后续的科学审评。

形式审查包括检查申请中文件是否组织有序，是否提交所有必要的表格和相关文件。在审评之前审核申请资料是否完整，避免时间和审评资源浪费在一些不具备关键分析、信号识别或作出监管决定的无效申请上。技术审评将在第 7 节中进一步讨论。

申请人必须了解监管机构在这两个阶段的预期，包括目标时间框架、指导原则、要求、模板和清单等。这使申请过程更可预测和透明。反过来，当申请人提交完整的申请资料时，监管机构也会受益。

5. 沟通

监管机构、申请人与公众之间的良好沟通至关重要。良好的沟通可以提高研发和审评的效率，让患者更快地获得所需的药品。也可以通过提供更多的专业信息提高审评的质量。

可以采用多种形式进行沟通，包括在监管机构的网站上提供信息等。同时，这些沟通可以使其他监管机构等多方受益。

5.1 机构内部沟通

药品审评需要多部门合作。通常需要来自监管机构内部不同部门及专业领域的审评人员，例如上市前和上市后学科领域、药物警戒、药品检查和其他领域的专业人员。

因此，良好的沟通将提高效率。监管机构内部需要针对审评的进展、审评意见、对不同数据的解释、监管部门可能采取的解决方案和措施等事项，进行公开、透明、具有建设性和及时的沟通。除了建立审评员之间交流的内部会议、论坛外，建立涉及具体问题的人员和部门间的信息交流机制也有所裨益。信息管理系统应以流程为导向，而不是以组织结构为中心，以确保充分和有效的信息交流。

5.2 机构间沟通

监管机构之间的沟通在许多情况下会变得更加频繁。作为同行之间合作的手段，跨机构沟通可以促进更大范围的监管融合。同样，也可以提高药品研发的效率和质量，提升监管部门的审评效率并改善药品的可及性。跨机构沟通的类型包括：

（1）访问其他监管机构的公共网站信息，例如指导原则、审评决定和产品召回；

（2）使用来自其他监管机构的信息，例如审评报告和药品证书；

（3）监管机构之间积极共享信息，例如非临床、临床和检查结果；

（4）积极与其他监管机构一起合作，例如，联合审评和制定新指导原则。

机构间沟通可以通过分享信息，参考其他监管机构决策时的审评意见，利用并信赖其他机构的审评信息，可以更好地发挥有限资源的作用。

机构间信息共享需要遵循一定的安排和程序，例如备忘录、保密协议、申请人的知情同意以及不披露特定具体信息等，确保商业数据、贸易秘密和个人信息不受侵害。

5.3　与申请人的沟通

监管机构向公众公开发布的指导原则、通知、问答与陈述、最终审评报告和决定摘要等信息（根据需要进行必要的编辑），可使申请人和公众深入了解监管机构当前的观点和预期。申请人与监管机构之间的沟通能使申请人提交的申请资料质量更高。

监管机构与申请人在审评前、审评中和审评后的沟通也很重要，可以：

（1）通过提供科学建议来促进高效的药品研发；

（2）在不断变化的医疗和科学环境下，增强申请人对与时俱进的监管期望的理解力；

（3）使监管机构能更好地理解各类诉求交织下的挑战与平衡；

（4）促进申请人更好的合规性（监管机构对申请人的提案或替代方法也应该持开放态度）；

（5）告知申请人相关审评的进展和状态。

整个流程使申请人和监管机构可以有效沟通，促进药品的开发、审评和可及性。沟通内容可以涉及产品开发要求（包括对指导原则制定与实施过程中的意见），以及在审评中或上市后发现的问题。

5.4　与外部专家的沟通

在对药品的安全性、有效性和质量进行科学评估时，不仅申请人和监管机构具有专业经验，学术机构、行业协会、患者组织、医疗和科研机构也同样拥有广泛的专业知识，这些都有助于审评。

邀请外部专家参与监管机构的决策，可以提高公众信心，为监管机构提供新的视角，弥补其本身可能缺乏的专业知识。监管机构在公开或非公开上启用咨询小组，可以确保专业知识及医护关切内容得到充分讨论。监管机构也可以邀请外部专家对申请的全部或部分内容进行审评。通过机密信息的透明管理流程和对潜在利益冲突的筛查，可保证该过程保守商业机密并不存在利益冲突。

5.5　与公众的沟通

通过与公众沟通有关的使命和成就，可以提高公众对监管机构的认知、理解和信心。透明度是指以书面形式明确并发布的政策和程序的书面文件，并为决策提供依据。对于监管机构，透明度计划通常包括在网络公开如何组织和运作、决策过程和标准，以及上市批准和产品召回等。另外，应该提供一个公众参与的机制，通过公开会议或监管咨询委员会等形式，使公众对药物需求、疗效的期望和风险承受能力等提出意见。通过征求公众意见，可以使制定的指导原则和和法规，内容更完善，可行性更好。使用简明的语言将确保监管机构的意见能被正确理解。

在监管机构对特殊申请进行审评时，可通过调查问卷、聚焦小组、公开会议、研讨会和咨询委员会等多种方式征求公众意见。

6.　审评员

药品审评的质量、时限和效果取决于监管机构的审评能力。除了拥有足够数量的审评人员外，审评员的知识、技巧、能力和态度对审评也很重要。所有这些因素一起构成了审评人员在各类审评和管理中的核心能力。

审评员可以是监管机构工作人员、外部专家或两者皆有。当外部专家也是受监管行业的顾问时，为了确保药品审评的公正有效，审评员应和申请方无相关利益冲突。这样才能保证审评决定结论不受个人、家庭、经济或职业动机的影响。

6.1　审评经验、能力和培训

通过鼓励以证据为基础、以人为本、科学决策，审评员的核心能力有助于药品审评的改进。

核心能力的基础是经过科学培训的审评员。审评员应具备药品安全评估有关的科学或医学领域相关专业资格和知识。为了更好地理解在审评产品中可能面临的问题，既需要实践经验也需要理论知识。

审评员的能力取决于审评工作的职责和范围。在药品审评工作中，审评员的科研写作、数据表达、数据分析、推理和演绎、基于风险的分析和解决问题的能力等都是很重要的技能。审评员也应有良好的道德操守。

进行审评工作所需的基本能力包括：

（1）法律、法规、指导原则和惯例的知识，包括国际准则和惯例及其适用性；

（2）药品研发过程中从早期研究到后期监督和风险管理的知识；

（3）撰写审评意见的学术沟通技巧、公众演讲能力，以及与申请人和利益相关者协商并达成共识的技巧。

审评员应经常更新其掌握的科学专业知识。很多的监管科学知识可以从大学课程和国际监管会议中获取。审评员应该有机会参加相关会议和课程。还应该鼓励审评员阅读科学期刊并成为专业协会或相关组织会员。

对于在职培训，可以考虑安排审评员参观访问实验室、药品生产企业和临床机构。此外，应鼓励有经验的审评员对初级审评员进行指导和培训。当条件允许时，还应考虑在监管机构内部建立制度化的培训计划机制，促进审评员专业能力的持续提升。

6.2 批判性思维

批判性思维需要客观和系统的方法分析数据并解决问题。批判性思维来源于数据的收集以及以事实为依据的决策，而不是仅依靠个人经验、直觉或反复试错获得的信息。审评结论应该是可重复的，并且能被其他人清楚地理解。

然而，每项监管决定都涉及判断。因此，公共卫生和生物伦理学领域的核心能力、将最新科学知识和对监管实践标准（包括标准和法规）的理解有机整合的能力，才能够指导科学决策。

除了专业资质，审评员还应该有能力批判性地评估申请资料，而不仅仅是接受这些信息。这种技能通常可以通过培训得以加强，比如可请高级审评员提出问题，让初级审评员回答，这样问答流程就成了学习工具。审评员和外部专家就特定问题进行讨论，也可以促进批判性思维和解决问题能力的培养。

要作出公允的决定，需要有良好的判断力。审评员应关注申请资料中的重要问题，而不是一些不会影响最终结果的具体数据。良好判断力要求审评员能采用国际协调后的监管要求，并采用灵活的监管策略，最大限度地提升对公共卫生的效益，同时减少不良反应和未知后果。

监管决策应该基于当前最新的科学技术。国家或区域公共卫生及医疗系统的需求是决策的前提。总体而言，授权决策必须公平、基于可靠的科学证据且收益超过风险。应当记录存档决策的科学依据，考虑监管要求，保证审评过程的正义性。决策文件应记录不同意见、有证据的观点，并明确记录对哪些因素进行了考量。监管机构的决策应不受公共卫生之外其他因素的影响。

7. 审评

制定审评策略后就应遵循以申请为导向开展审评，只有在获得新信息时才进行修改。这样可以确保审评流程的科学性、审评报告的质量以及审评资源的有效利用。

7.1 确定审评策略的关键要素

审评策略是审评员或审评团队在审评工作过程中的方法或行动计划。审评策略可能受以下因素影响。

7.1.1 药品申请中的公众健康优先

每个药品的申请都会提出独特而多样的科学问题，一个国家的公共卫生领域面临的挑战和机遇，反过来又决定了公共卫生应用的优先次序，由于监管机构内部资源有限，公共卫生需求的优先级可能会影响审评的时限框架、管理方式以及其他监管机构的参与程度、分配给审评组的资源（这有助于确定谁可以审查申请的哪些部分）、是否需要公开信息及其他计划等。

7.1.2 了解其他监管机构对申请的决定

当资源有限时，了解其他监管机构对该药品申请的审评过程和结果，对于提高审评效率非常有效。为了能更稳健、最大化地利用其他监管机构的审评结果，制定政策框架和审评策略至关重要。这些策略应包括使用公开信息（比如审评决定、报告和结论）以及直接从申请人或其他监管机构获得的保密信息（比如，监管机构与申请人沟通等审评流程中的具体信息）。管理层明确的方向和支持，对利用其他监管机构的信息也很重要。利用其他监管机构信息的最终目的是提高本国机构的审评效率，并提高审评的质量。在参考其他监管机构的审评信息时，一定要了解本机构与其他机构审评的产品是否存在差异（比如处方或包装形式等），还要考虑适应证或适用人群是否有差异。

GRevP 对于利用其他监管机构的信息非常重要，原因如下：

（1）鼓励提高对非保密监管信息的透明度和公开可用性（比如审评决定、报告、结论及审评过程）；

（2）促进公众对监管体系中审评机构的信心和信任；

（3）将其他监管机构相似的 GRevP 实践应用于本国的审评。

如前所述，GRevP 的实施将有助于监管机构间信息共享。

7.1.3 了解特定的内外在因素

无论一个药品是否被其他国家批准，本国监管机构在批准该药品时，应重点关注与本国用药人群相关的临床信息。这类信息包括：识别基因型和表型的潜在差异；疾病表现；和对照药品的比较以及本国临床研究人群与国外监管机构已经得出结论的国外临床研究人群的比较信息。

7.1.4 确定主要科学问题及其可能的解决方案

识别申请中复杂、优先或高度不确定性的问题是十分重要的，它可以使问题更快、更高效地解决。申请中主要的科学问题可能与产品安全性、有效性或质量相关。可能包括：

（1）针对具有高发病率的某些器官疾病，确定药品对患者群体的潜在器官毒性；

（2）使用可能不是直接衡量临床获益的新终点指标作为审批依据；

（3）使用不适合监管机构所在国气候的稳定性研究条件。

如果能早期发现问题，审评员可以首先查看申请中与这些问题最相关的数据，如果需要，可以寻求外部建议，或者如果这些问题导致无法判断利益和风险，监管机构就可以避免继续浪费时间和资源。

在作出监管决策时，明确下列两方面的信息非常重要：以明确的可接受水平，解决审评中的科学问题并满足上市许可的法规标准，应当获取的信息；以及可以在上市后收集的信息。

7.2 实施审评策略

审评方式取决于可用的资源。虽然一个多学科团队能提供多方面的专业知识，但在某些情况下，也可将一个申请分配给某个审评员。在这种情况下，为了确保药品的安全性、有效性和质量满足要求，输入外部专家和（或）其他监管机构的信息和决定可能是必要的。

应以证据、相关国家法律和法规、区域和国际指导原则以及相关的法定标准为基础进行药品审评。审评员应确定批准产品申请所必须的信息，并考虑在不影响药品安全的前提下，在批准后的研究中获得进一步的信息。

有的审评体系可允许审评员在审评过程中提出问题，申请人可在审评期间补充或对提供的信息进行说明，直到审评员认为提供的信息足以得出审评结论。也有的审评体系，根据提交的材料，完成审评，将审评问题清单发送给申请人，要求申请人在一定时间内答复；然后再根据申请人提交的补充资料进行新一轮的评估。

许多内部流程可以确保统一和有效的审评流程。包括：

（1）定期会议，考虑不同审评员的意见；

（2）同行评议，召开共同报告人或团队会议；

（3）内部审评咨询；

（4）外部审评咨询；

（5）高级管理层参与。

审评策略应该能最终使审评人员或审评小组了解医疗产品的风险收益情况，给出使用指导说明和适应证。确定收益的本质和风险的类型，应该是审评工作的一部分。应根据这些收益和风险的水平将收益和风险进行量化或定性描述。审评应强调数据的普适性、临床结果的显著性，以及还需要哪些（如果有的话）附加信息来明确收益和风险。

可以采用多种方法进行收益和风险的量化分析，选择何种分析方法，取决于问题的复杂性和监管机构的策略等情况。收益和风险的可接受度依赖于公共卫生的优先程度、是否有替代疗法、治疗的效果和程度与不良反应和可能的风险降低或获益增加来实现（比如进行响应分析确定更有可能获益的人群）。需要注意的是，由于各国家和地区的内在与外在因素的差异，对同一个药品的收益风险评估结果可能会有不同。同时，监管机构内部不同部门或不同监管机构间的判断也可能不同。以证据为基础，以公众健康为本的决策原则，可能有助于消除这些差异。

必须在审评报告中详细描述审评的结果和结论（见第 3 节）。一旦作出最终决定，应告知申请人。如果监管机构决定不批准某个药品的上市申请，应提供不批准的具体原因，包括相关的说明文件、信息和作出决定的监管法规依据。应提供申诉机制，确保申请人有机会向独立仲裁机构申诉。

一些监管机构可能会与申请人进行一次审评后的讨论，帮助申请人提高未来申请的质量。监管机构也可能有相关机制，就产品批准或审评结论与公众进行沟通。公开药品获批的信息有助于增加监管的透明度。

参考文献

1. Guidelines on quality risk management. In：WHO Expert Committee on Specifications for Pharmaceutical Preparations：forty – sixth report. Geneva：World Health Organization；2013：Annex 2 （WHO Technical Report Series，No. 981；http：// www. who. int/medicines/areas/quality _ safety/quality _ assurance/Annex2TRS – 981. pdf, accessed 14 December 2014）.
2. Liu L – L et al. Characterizing Good Review Practices：A Survey Report Among Agencies of APEC Member Economies, Therapeutic Innovation & Regulatory Science, November 2013；vol. 47, 6：pp. 678 – 683. First published on July 19, 2013.
3. Chen J – SS, Lin H – Y, Gau C – S, Liu L – L. APEC workshop report of good review practice on medical products （manuscript accepted for publication）.